Herbert Bloos

HEILSTEINE

Kompakt-Ratgeber

- ▶ Fundiertes Steine-Know-how in Kürze
- ▶ Heilsteine-Lexikon von A bis Z
- ▶ Häufige Beschwerden und ihre Behandlung

Haben Sie Fragen an den Verlag?
Anregungen zum Buch?
Erfahrungen, die Sie mit anderen teilen möchten?

Nutzen Sie unser Internetforum:
www.mankau-verlag.de

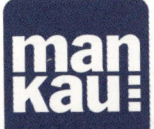

Impressum

Bibliografische Information der Deutschen Nationalbibliothek
Die Deutsche Nationalbibliothek verzeichnet diese Publikation in der
Deutschen Nationalbibliografie; detaillierte bibliografische Daten sind
im Internet über http://dnb.d-nb.de abrufbar.

Herbert Bloos
Heilsteine
Kompakt-Ratgeber
ISBN 978-3-86374-311-6
2. Aufl. 2018 (1. Aufl. 2016)

Mankau Verlag GmbH
D-82418 Murnau a. Staffelsee
Im Netz: www.mankau-verlag.de
Internetforum: www.mankau-verlag.de/forum

Redaktion: Julia Feldbaum, Augsburg
Endkorrektorat: Susanne Langer-Joffroy M. A., Germering
Cover/Umschlag: Andrea Barth, Guter Punkt GmbH & Co. KG, München
Layout: X-Design, München
Satz und Gestaltung: Lydia Kühn, Aix-en-Provence, Frankreich
Energ. Beratung: Gerhard Albustin, Raum & Form, Winhöring

Abbildungen/Fotos: Guter Punkt unter Verwendung von Motiven von thinkstock (U1, 1); Björn Wylezich - Fotolia.com (U2o, 113); Colourbox.de (U2u; 4o, 10/11, 19, 22); Alta.C - Fotolia.com (U4, 4u, 5, 32/33); Herbert Bloos (3, 13, 24, 34, 36, 37, 41, 43, 45, 47, 49, 50, 51, 53, 54, 56, 58, 61, 64, 67, 69, 71, 73, 76, 79, 81, 84, 86, 90, 92, 94, 96, 102, 107, 108, 111, 114, 117, 120, 124, 128, 131, 133); vvoe - Fotolia.com (27); Edith Ochs - Fotolia.com (44, 138); Martina Osmy - Fotolia.com (65, 87, 126); Matthias Egger - Fotolia.com (66); lewal2010 - Fotolia.com (74); okunsto - Fotolia.com (89); richpav - Fotolia.com (95); Kalle Kolodziej - Fotolia.com (99); yauhenka - Fotolia.com (101); Gabriele Rohde - Fotolia.com (103); andy koehler - Fotolia.com (115); tunedin - Fotolia.com (118, 121); dkhanin - Fotolia.com (120); matin - Fotolia.com (123); Joachim Opelka - Fotolia.com (130); unpict - Fotolia.com (135); Konstantin Milenin - Fotolia.com (136)

Druck: Westermann Druck Zwickau GmbH, Zwickau/Sachsen

»Ich bin ein Öko-Buch!«
Das im Innenteil eingesetzte EnviroTop-Recyclingpapier wird ohne zusätzliche Bleiche, ohne optische Aufheller und ohne Strichauftrag produziert. Es besteht zu 100 % aus recyceltem Altpapier und entstammt einer CO_2-neutralen Produktion. Das Papier trägt das Umweltzeichen »Der blaue Engel«.

Hinweis für die Leser:
Der Autor hat bei der Erstellung dieses Buches Informationen und Ratschläge mit Sorgfalt recherchiert und geprüft, dennoch erfolgen alle Angaben ohne Gewähr. Verlag und Autor können keinerlei Haftung für etwaige Schäden oder Nachteile übernehmen, die sich aus der praktischen Umsetzung der in diesem Buch vorgestellten Anwendungen ergeben. Bitte respektieren Sie die Grenzen der Selbstbehandlung und suchen Sie bei Erkrankungen einen erfahrenen Arzt oder Heilpraktiker auf.

Vorwort

Mit diesem Buch möchte ich Ihnen meine langjährigen Erfahrungen mit Heilsteinen näherbringen und Sie mitnehmen in die wunderbare Welt der Mineralien. Wichtig war mir, ein kurzes, übersichtliches Nachschlagewerk zu verfassen und die faszinierende Wirkung der Heilsteine herauszuarbeiten.
Ein Theorieteil liefert Ihnen das nötige Know-how. Sie erfahren alles über die Herkunft der Steine, über ihre Wirkung und die richtige Verwendung für die Seele und den Körper des Menschen.
Im zweiten Teil des Buches finden Sie in einer Art Lexikon eine ausführliche Beschreibung der einzelnen Heilsteine von A bis Z.

Viel Freude und Erfolg bei Ihrer Arbeit mit den wunderbaren Steinen!

Ihr Herbert Bloos
Peiting, im August 2016

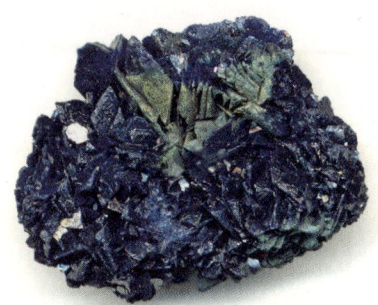

Inhalt

Vorwort 3
Einleitung 6

Heilsteine – ihre Entstehung und Anwendung 11

Die Entwicklung von Heilsteinen 12
Die Wirkung der Steine 14
Die Reinigung und Entladung der Heilsteine 17
Die Auswahl eines Steins 18
Die Anwendung eines Heilsteins 20
»Falsche« Heilsteine 23
Erfahrungsberichte 28

Heilstein-ABC 33

Kurzbeschreibungen der Heilsteine 34

Achat 35	Beryll 56	Diamant 68
Achatgeode 37	Biotit 57	Diopsid 68
Alexandrit 38	Blauquarz 57	Dioptas 69
Amazonit 38	Bleiglanz 57	Dolomit rosa 69
Amethyst 39	Bojis® 57	Doppelspat 69
Ametrin 42	Botswana-Achat 58	Dumortierit 70
Amulettstein 43	Brasilianit 58	Eisenkiesel 70
Andenopal blau-grün 44	Bronzit 58	Eldarit 70
Andenopal grau 44	Buntjaspis 59	Falkenauge 70
Andenopal rosa 44	Buntkupfer 59	Fensterquarz 71
Anhydrit 44	Calcit blau 59	Feuerachat 72
Antimonit 44	Calcit grün 59	Feueropal 72
Apachenträne 45	Chalcedon blau 60	Feuerstein 72
Apatit 46	Chalcedon rosa 62	Fluorit 73
Apophyllit 46	Charoit 62	Friedensachat 74
Aprikosenachat 46	Chiastolith 62	Fuchsit 74
Aquamarin 46	China-Jade 62	Gagat 74
Aragonit 48	Chrysoberyll 63	Granat 74
Atakamit 48	Chrysokoll 63	Grünquarz 76
Aventurin grün 48	Chrysopras 64	Hämatit 76
Aventurin rot 49	Chytha 65	Heliotrop 77
Azurit 50	Citrin 65	Herkimer 78
Azurit-Malachit 51	Citrinocalcit 67	Howlith 78
Baryt 51	Coelestin 67	Iolith 78
Baumachat 52	Cyanit 67	Jade 79
Bergkristall 52	Dalmatinerstein 68	Jaspis rot 80
Bernstein 55	Dendritenachat 68	Karneol 81

Katzenauge 82	Orangencalcit 103	Sodalith 121
Kunzit 82	Padparadscha 104	Sonnenstein 122
Kupfer 83	Paua-Muschel...... 104	Speckstein 122
Labradorit 83	Peridot 104	Spinell 122
Lamellenobsidian ... 84	Perlen 104	Staurolith 122
Landschaftsjaspis ... 84	Petalit 105	Steinsalz............ 122
Lapislazuli 85	Phantomquarz 105	Sterndiopsid 124
Larimar 86	Polychromjaspis.... 105	Sternrubin 124
Laserquarz 86	Popjaspis 106	Sternsaphir 124
Lavendelquarz 87	Pop Rocks 106	Sugilith 125
Leopardenfelljaspis.. 87	Prasem 106	Tansanit 126
Lepidolith........... 88	Prasiolith 106	Tektit 126
Magnesit 88	Prehnit 106	Thulit............... 127
Magnetit 89	Pyrit 107	Tigerauge 127
Mahagoniobsidian... 89	Pyritsonne 107	Tigereisen 127
Malachit 90	Rauchquarz 108	Titanit 128
Manganocalcit 91	Regenbogenfluorit . 108	Topas 128
Markasit 91	Regenbogenobsidian 109	Topas blau 129
Marmor weiß 92	Rhodochrosit 109	Topas Imperial 129
Meteorit 92	Rhodonit 109	Turitella Achat 130
Milchquarz.......... 92	Rhyolith 109	Türkis 130
Moldavit 93	Rosenquarz 110	Turmalin blau 132
Mondstein 93	Rubin 112	Turmalin grün 133
Mookait 95	Rutilquarz 113	Turmalin rosa-rot ... 133
Moosachat grün 96	Saphir 115	Turmalin schwarz... 134
Moosachat rosa 97	Sarder 116	Turmalinquarz 135
Moqui Marbles 97	Sardonyx 116	Ulexit 136
Morganit 100	Schalenblende 116	Unakit 136
Muskovit 100	Schaumkoralle rot .. 116	Vanadinit 137
Nephrit 100	Schneeflocken-	Variscit............. 137
Nuumit 100	obsidian 118	Versteinertes Holz .. 137
Obsidian schwarz... 101	Schungit 119	Wassermelonen-
Onyx schwarz 101	Schwefel 119	turmalin 138
Onyx-Marmor 101	Selenit 119	Zirkon 139
Opal 102	Silberobsidian 119	Zitronenchrysopras 139
Opalit 103	Skapolith 120	Zoisit............... 139
	Smaragd 120	Zoisit mit Rubin 139

Zuordnung zu Krankheiten und Beschwerden 140

Schlusswort 154
Glossar 155
Anhang 157
Register der Heilsteine 157

Einleitung

In diesem kompakten Ratgeber möchte ich dem Leser die Bedeutung und die Wirkung von Edelsteinen (Mineralien/Heilsteinen) aufzeigen und dabei aus meinem reichen Erfahrungsschatz schöpfen.

Wegen der großen Anzahl der hier beschriebenen Steine kann leider nur in Stichpunkten auf deren heilende Wirkung eingegangen werden. Auch diese komprimierten Anmerkungen sind getränkt von Erfahrungen, die ich in jahrelangem Kontakt mit Kunden gesammelt habe.

Schon als Kind interessierten mich Mineralien, ihre Entstehung und ihre Zusammensetzung, und in der Schule hatte ich Kontakt mit einem Lehrer, der selbst Steine sammelte. So befasste ich mich bald in jeder freien Minute mit Steinen. Allerdings hatte ich damals noch keine Ahnung, welche Wirkung sie auf unseren Körper und Geist haben können.

Eine schwere Krankheit riss mich jäh aus meiner Kindheit und Jugend, und ich fand nur durch die Hilfe meiner Eltern und Geschwister langsam wieder ins Leben zurück.

Im Jahre 1985 eröffneten wir ein kleines Geschäft in unserer umgebauten Garage. Das gab mir die Möglichkeit, mich wieder mit etwas Sinnvollem zu befassen. Ich kann leider keiner Beschäftigung oder Arbeit nachgehen, da ich sehr stark sehbehindert und auch körperlich nicht belastbar bin. Erst in den letzten Jahren hat sich mein körperlicher Zustand durch die Arbeit mit Menschen und Steinen verbessert.

Nach einer schweren Anfangszeit erfuhr ich das erste Mal, dass Mineralien (Edelsteine) eine Wirkung auf den menschlichen Körper haben.

Zu jener Zeit gab es so gut wie keine Literatur über Heilsteine, weshalb ich mich auf mein Gefühl verlassen musste und damit zu großen Erfolgen kam.

Heute wundern sich sogar einige Ärzte darüber, was ich zu leisten vermag, und manchmal muss ich selbst über mich staunen. Ich empfinde es als meine Bestimmung, anderen Menschen mit den Heilsteinen und manch gutem Rat zu helfen.

Leider dreht sich in unserer heutigen Zeit alles nur noch ums Geld. Auch das Thema Heilsteine bleibt von dieser Entwicklung nicht verschont. In der Literatur und im Internet werden die Wirkungen der Heilsteine oft sehr gegensätzlich beschrieben, was mich ein wenig ungehalten werden lässt.

Den Autoren ist häufig noch nicht einmal die chemische Zusammensetzung der Mineralien bekannt, was allerdings Grundvoraussetzung für die Beurteilung der Wirkung ist.

Oft wird beispielsweise der Tektit als Meteorit (ein Körper kosmischen Ursprungs, der den Erdboden erreicht hat) bezeichnet, obwohl schon sehr lange bekannt ist, dass ein Tektit oder Moldavit aus kondensierten Gesteinsdämpfen nach einem Meteoriteneinschlag entstanden ist. Manchmal wird der blaue, grüne und rote Achat als ein Wunder der Natur bezeichnet, dabei handelt es sich um einen von Menschenhand gefärbten Stein. Achate kommen in der Natur nur in Weiß-, Grau- und Brauntönen, leicht rötlich und seltener in Hellblau vor. Natürlich haben auch gefärbte oder gebrannte Steine noch eine Heilwirkung, nur sollte man so ehrlich sein und darauf hinweisen, dass diese Steine künstlich verändert worden sind. Die Astrologie ordnet unseren zwölf Sternzeichen bestimmte Heilsteine zu. Schon zu dieser Zuordnung finden sich sehr viele widersprüchliche Informationen. Daneben gibt es aber auch noch das indische, indianische, russische, chinesische oder das japanische Horoskop, was die Verwirrung noch vergrößert. Weiterhin werden jedem Sternzeichen Monatssteine, Glückssteine, Harmoniesteine, Kraftsteine usw. zugeordnet. Ein bekannter Heilstein-Experte hat vor vielen Jahren schon darauf hingewiesen, dass Sternzeichen-Heilsteine nur durch genaue Geburtsdaten berechnet werden können. Sehr gerne wird empfohlen, Steine zum Entladen (Reinigung von Fremdinformationen, die die Wirksamkeit der Steine herabsetzen) in Salz zu legen. Bei vielen Steinen kann dies aber auch zerstörend wirken. Auch das Entladen auf Hämatit-Trommelsteinen kann ich persönlich nur bedingt empfehlen, da nach jedem Entladen die Hämatit-Steinchen auch gereinigt werden sollten. Genauso gut kann ich den zu reinigenden Stein unter fließendem Wasser abwaschen.

Leider darf man heute nicht alles glauben, was man schwarz auf weiß vor sich liegen hat. Vor allem Anfänger kommen am besten damit zurecht, wenn sie sich von ihren Gefühlen leiten lassen.

Suchen Sie sich den Stein heraus, der Ihnen am sympathischsten ist. Es ist erwiesen, dass zum Beispiel Kinder ein sehr gutes Gefühl für Heilsteine haben.

Sollten Sie Fragen zu oder Probleme mit Heilsteinen haben, bietet sich ein Gespräch mit dem Händler oder Berater an. Denn die Wirkung ein und desselben Steins kann bei verschiedenen Menschen unterschiedlich sein, da jeder Mensch eine eigene Schwingung oder Mentalität besitzt. Vor allem im feinstofflichen und psychischen Bereich gibt es oft große Unterschiede, die jeder individuell für sich entdecken muss. Oft kann es auch sehr hilfreich sein, Heilsteine von einer neutralen Person austesten zu lassen.

> Ich habe dieses Buch nach bestem Wissen und Gewissen geschrieben. Dennoch kann ich für den Inhalt und die Risiken, die durch den Umgang mit Heilsteinen entstehen können, keine Haftung übernehmen. Es soll auch an dieser Stelle nicht verschwiegen werden, dass die Wirkung von Heilsteinen wissenschaftlich nicht nachgewiesen ist.

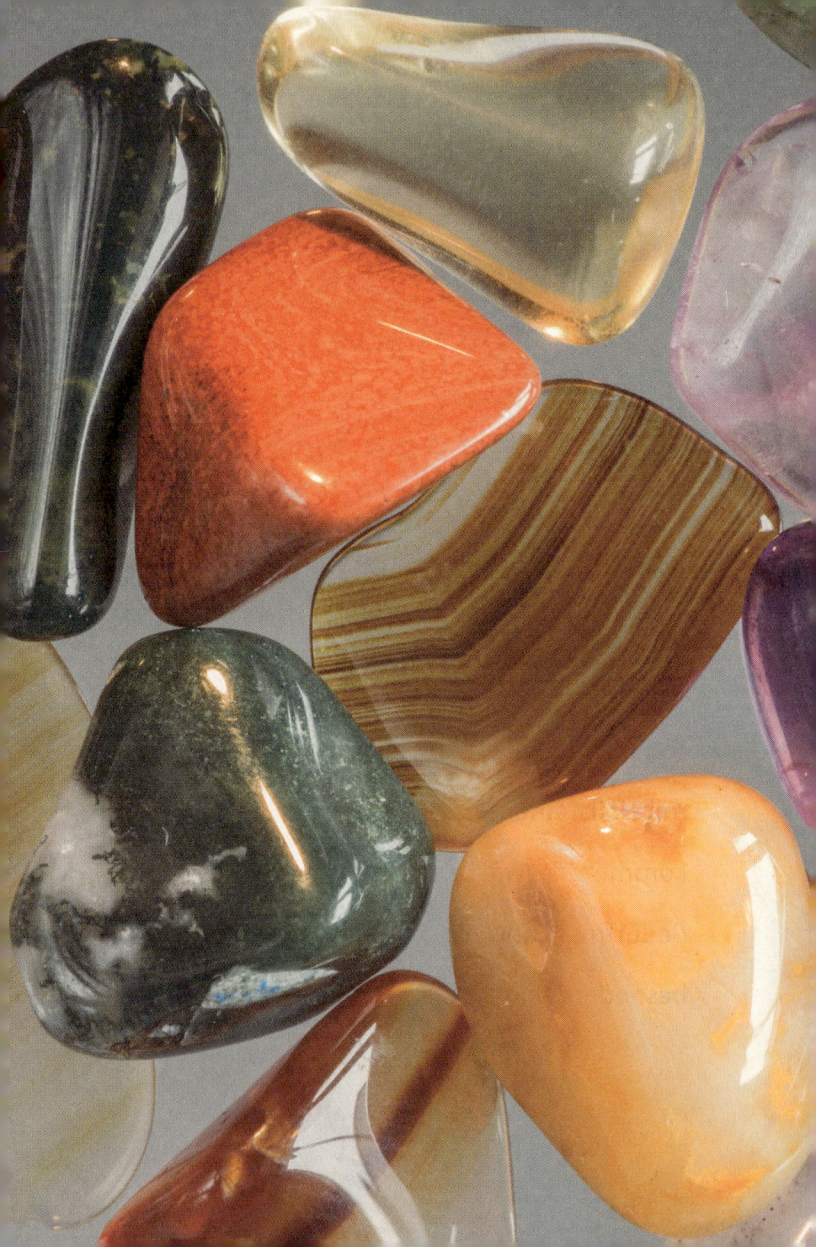

Heilsteine –
ihre Entstehung
und Anwendung

In diesem Kapitel erfahren Sie alles, was Sie über die Entstehung und den Umgang mit Heilsteinen wissen müssen. Woher kommen sie, wie kann ich sie für meine Bedürfnisse anwenden, und worauf sollte ich besonders achten?

Die Entwicklung von Heilsteinen

So gut wie alle Steine, die wir heute in unseren Händen halten, sind viele Millionen Jahre alt. Sie sind entstanden, als die Erdkruste – im Vergleich zu heute – noch relativ instabil war. Die meisten wurden unter unvorstellbar starkem Druck und hoher Hitze hervorgebracht: zum Beispiel im Magma des Erdinneren, in der Lava von Vulkanen, ausgefällt als wässrige Lösungen (Dämpfe), durch Umwandlung bereits vorhandener Mineralien, durch Oxidation oder gebildet mithilfe organischer Substanzen. Manche wurden auch durch Ablagerung von Sedimenten gebildet, wie es zum Beispiel beim Sandstein der Fall ist. Bei der Entstehung der Mineralien kann dieselbe Mineralgruppe durch minimale Spuren (Spurenelemente, Einlagerungen) anderer Minerale unterschiedliche Farben erhalten, obwohl sie die gleiche Grundzusammensetzung hat. Beispiele hierfür sind der Quarz oder der Calcit. Zur Quarz-Gruppe gehören unter anderem Achat, Amethyst, Aventurin, Bergkristall, Chalcedon, Citrin, Heliotrop, Jaspis, Karneol, Rauchquarz, Rosenquarz oder Tigerauge. Diese Steine haben damit die gleiche Grundzusammensetzung (SiO_2 = Siliziumdioxid) und besitzen doch andere Farben und Ausbildungen, die durch unterschiedliche Mineraleinlagerungen und unter verschiedenen Umständen entstanden sind.
Bei diesen verschiedenen Entstehungsmöglichkeiten bilden die meisten Mineralien sogenannte Kristalle aus,

symmetrische Formen, wie Würfel, Oktaeder oder Prisma. In jedem noch so unscheinbaren Mineral befinden sich mikroskopisch kleine Kristalle, und diese wiederum haben ein Kristallgitter, das aus unzählig vielen Molekülen und Atomen besteht.

Eine Ausnahme ist zum Beispiel der Bernstein, der pflanzlichen Ursprungs (versteinertes Harz) ist und kein Kristallgitter ausbildet. Auch sogenannte amorphe Mineralien besitzen kein Kristallgitter, wie zum Beispiel der Opal, der Obsidian, der Gagat und der Tektit. Am besten zu erkennen sind Kristalle beim Bergkristall, beim Amethyst und beim Granat.

Bei vielen Steinen zeigt sich die kristalline Struktur sehr deutlich.

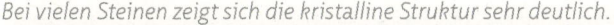

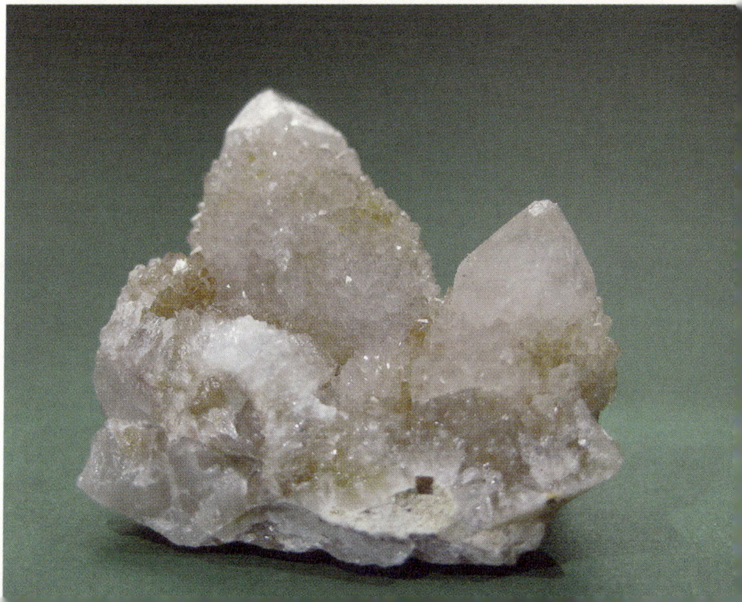

Die Wirkung der Steine

Die Atome und Moleküle ordnen sich bei der Entstehung eines Kristalls nicht beliebig, sondern in einer regelmäßigen Kristallstruktur an und erhalten so eine symmetrische Form. Jedes Mineral gehört zu einem von sieben Kristallsystemen: dem kubischen, hexagonalen, trigonalen, tetragonalen, rhombischen, monoklinen oder triklinen Kristallsystem. Innerhalb dieser Systeme gibt es wiederum verschiedene Kristallformen wie z. B. den Würfel, das Oktaeder und das Tetraeder, die alle zum kubischen System gehören.

Durch den komplizierten, nahezu perfekten Aufbau der Kristallgitter entsteht eine Art »Schwingung«, die unseren Körper positiv beeinflussen kann. Auch negative Energien, wie die von Elektrosmog oder Wasseradern, können durch Heilsteine in positive Energien umgewandelt werden. Bei starken Strahlungen, wie von Handys, Mobilfunk- und WLAN-Netzen, ist die Wirkkraft der Steine leider nur noch sehr gering.

Heilsame Steine

Mineralien können bei Beschwerden lindernd wirken und seelische wie körperliche Dysbalancen auflösen. Jeder Stein wirkt anders und je nach Individuum besser oder schlechter. Hier müssen Sie als Betroffener ausprobieren, was für Sie persönlich hilfreich ist. Erfahrungswerte geben erste Hilfestellungen.

> **TIPP**
>
> *Die Schwingungen eines Steins können sich an bestimmte Personen anpassen. Deshalb sollte ein Heilstein nie an fremde Personen weitergegeben werden. Eine Weitergabe innerhalb der Familie ist eher möglich, allerdings sollte der Stein vorher gut gereinigt (neutralisiert) werden.*

Wenn Steine giftig sind

Manche Steine wirken negativ auf den Organismus, wenn man sie verschluckt oder den Staub der zermahlenen Mineralien einatmet. Solche Steine sollten Sie nicht in Wasser legen und von dem Steinwasser trinken. Dagegen ist es unbedenklich, diese Mineralien als Anhänger, als Donut oder als Kette zu tragen.

Folgende Heilsteine dürfen nicht verschluckt werden: Antimonit (Grauspießglanz), Azurit, Malachit, Bleiglanz (Galenit) und Vanadinit. Pyrit und Schwefel können in Verbindung mit Magensäure zu schweren Verätzungen führen.

Asbest in Heilsteinen

Falkenauge, Katzenauge, Tigerauge und Tigereisen sind leicht asbesthaltig. Im geschliffenen Zustand sind sie allerdings bedenkenlos als Heilstein zu benutzen. Vorsichtiger sollte man mit unbearbeiteten Steinen sein, da sich dort durch mechanische Einwirkung Fasern lösen können. Am stärksten asbesthaltig ist das Silberauge, weshalb ich von der Benutzung dieses Steins als Heilstein abrate.

Wirkungsverlust bei Heilsteinen

In den letzten Jahren ist es immer wieder mal passiert, dass jemand zu mir gekommen ist, weil sein Stein angeblich keine Wirkung mehr zeigte. Beim Austesten (Pendeln) hat sich bei einigen Steinen gezeigt, dass ihre Kraft verbraucht war.

Bei einer Frau ergab es sich, dass jeder noch so klare Bergkristall nach zwei bis drei Wochen im Inneren winzige weiße Flecken bekam und nach längerer Zeit ganz weiß wurde. Wie so etwas geschehen kann, ist mir ein Rätsel, da ein Bergkristall bei normaler Behandlung an sich nicht angreifbar ist. Vermutlich hat die Person die gesamte Kraft des Bergkristalls aufgebraucht, und er hat sich deshalb so verändert. Solche Vorgänge sind tatsächlich äußerst selten. Nur beim Türkis, der vielen als Schutzstein dient, kann sich mit der Zeit eine starke Verfärbung zeigen. Der Stein kann sogar ohne äußere Einwirkung zerspringen.

In der Regel verliert ein Heilstein seine Wirkung so gut wie nie. Lediglich bei starker Beanspruchung kann es zu solchen Phänomenen kommen. Daher sollte immer darauf geachtet werden, dass der Stein, den man regelmäßig benutzt, gereinigt und, falls es nötig ist, wieder aufgeladen wird.

Die Reinigung und Entladung der Heilsteine

Meine Empfehlung ist, Heilsteine einmal wöchentlich unter fließendem Wasser zu reinigen. Dies bezieht sich hauptsächlich auf Steine, die man regelmäßig bei sich trägt. Edelsteinketten sollten nie gewaschen werden, da der Faden (Kettenseide) sich mit Wasser vollsaugt und das Wasser in den Bohrungen der Steine später nicht mehr verdunsten kann. Dadurch löst sich der Faden mit der Zeit auf, oder er wird brüchig und reißt. Besser ist es, die Ketten mit all ihren Stein-Elementen ab und an mit einem feuchten Tuch abzuwischen.

Zum Aufladen der Steine genügt in den meisten Fällen etwas Sonnenlicht, ansonsten kann man den Stein nach der Reinigung auch auf einem Amethyst oder Bergkristall aufladen. Vorsicht: Durch lange Sonneneinstrahlung können die Farben mancher Steine auch verblassen.

Die oft gehörte Empfehlung, Heilsteine auf Hämatit zu entladen, ist nicht so wirkungsvoll, da die Heilsteine nur sehr langsam die negativen Energien an den Hämatit abgeben. Sollten Sie diese Methode doch anwenden, empfehle ich, die Hämatit-Trommelsteine (auch Hämatit-Chips genannt) nach jeder Entladung abzuwaschen, da sie die negative Energie aufgenommen haben. Mir erscheint es allerdings logischer, den Heilstein selbst mit Wasser zu entladen.

Die Auswahl eines Steins

Um sich einen Stein auszusuchen, sollte man sich auf das eigene Gefühl verlassen und die Steine sozusagen erspüren. Nehmen Sie den Stein in die Hand, der Ihnen optisch am besten gefällt, und lassen Sie Ihren Gefühlen freien Lauf. Wenn Sie ein Kribbeln, Ziehen oder ein Wärmegefühl in der Hand oder an anderen Stellen im Körper verspüren, findet ein Energieaustausch statt. So gibt der Stein Ihnen Kraft und kann vorhandene Blockaden auflösen. Es kann auch geschehen, dass Sie nichts spüren. Wundern Sie sich nicht zu sehr darüber, vielleicht haben Sie eine starke Energieblockade, die durch Aufregung, Stress oder Krankheit verursacht worden sein kann.

Bei der Auswahl der Steine sollten Sie auch auf die Farbe achten, denn mit verschiedenen Farben sind manchmal auch unterschiedliche Wirkungen verbunden: So fördert beispielsweise ein sattes Blau die geistige Kraft, Hellblau vermittelt Geduld und Ruhe. Grün und Rosa sind beruhigend und ausgleichend, während Orange und Rot stimulierend wirken. Dagegen sorgen Gelb, Goldgelb und Hellorange für Freude und können somit Depressionen vertreiben.

Bei ernsthaften Beschwerden sollten Sie mit jemandem reden, der mit Heilsteinen schon viele Erfahrungen gesammelt hat. Eine fachlich fundierte Beratung ist hier dringend nötig. Und achten Sie beim Einkauf auch auf den Preis! Es helfen auch Steine, die nicht so viel kosten.

Natursteine und geschliffene Steine

Haben beide die gleiche Wirkung? Die Antwort ist eindeutig: Ein Kristall (symmetrische Form) gibt mehr Energie ab als ein bearbeiteter (geschliffener) Stein. Dennoch liefern auch bearbeitete Steine, die man als Trommelstein (Handschmeichler) oder Anhänger bei sich trägt, noch ausreichend Energie. Dabei spielt die Größe des Steins keine Rolle. Sollten Sie mithilfe eines Heilsteins allerdings in Innenräumen das Raumklima verbessern wollen, sollte der Stein schon faustgroß und zum größten Teil nicht bearbeitet sein. Zum Entstrahlen von Wasseradern bietet sich zum Beispiel ein faustgroßer Rosenquarz an. Wichtiger als die Größe eines Steins ist die ihm innewohnende Stärke. Zum Beispiel hat ein Granat oder Rubin in seiner kleinsten Ausführung eine sehr starke Wirkung und kann bei älteren Menschen eventuell zu Herzklopfen, Blutdruckerhöhung und Nervosität führen. Hier empfehle ich, den Stein nur kurzzeitig anzuwenden oder ihn in einen angrenzenden Raum zu legen. Nach längerer Beschäftigung mit Heilsteinen werden Sie bald ein Gefühl dafür entwickeln, welcher Stein für Sie der richtige ist. Rohstein, Kristall oder Trommelstein (→ Glossar, Seite 155 f.)?

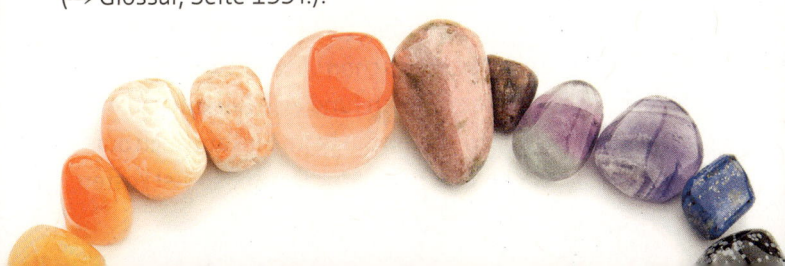

Die Anwendung eines Heilsteins

Bei Beschwerden (Schmerzen, Krankheiten) in Gelenken und Organen ist es ratsam, den Stein direkt aufzulegen oder ihn zumindest in unmittelbarer Nähe der schmerzenden Stellen zu tragen. Bei Nieren- und Blasenbeschwerden bietet es sich an, den Stein in die Hosentasche zu stecken.
Bei psychischen oder seelischen Problemen ist es folglich egal, wo man den Stein trägt, nur sollten Sie den Stein ab und zu in die Hand nehmen und bewusst mit ihm arbeiten.
Falls Probleme im Hals-, Kopfbereich oder Kreislaufstörungen vorliegen, ist ein Stein als Anhänger an der Kette oder am Band zu empfehlen. Auch bei Hautproblemen kann ein Anhänger oder Donut auf der Haut getragen werden.

Dauer der Anwendung

Im Normalfall gilt die Regel: so lange wie möglich. Allerdings ist dies nicht bei sehr starken Steinen wie dem Rubin, dem Granat oder der Pyritsonne der Fall. Da müssen Sie selbst ausprobieren, was Ihnen guttut. Aber auch schon ein paar Minuten am Tag können eine Linderung (Heilung) hervorrufen. Über Nacht sollten die Steine (Anhänger) und Schmuckteile allerdings abgelegt werden, es sei denn, man benötigt sie für den Schlaf oder gegen langwierige Krankheiten und Schmerzen.

Wasserbelebung mit Heilsteinen

Unser Leitungswasser, das mit hohem Druck durch die Rohre gepresst wird, verändert seine natürliche Struktur auf diesem Weg. Ein Bergkristall, der ins Wasser gelegt wird, kann dabei helfen, diese Struktur wiederherzustellen und das Wasser auf natürliche Weise zu beleben. Aber denken Sie immer daran: Kein Stein kann Wunder bewirken und Schadstoffe und Gifte aus dem Wasser entfernen.

Belebend wirkt auch eine Mischung aus Rosenquarz und Amethyst, die man zusammen mit einem Bergkristall in ein mit Wasser gefülltes Gefäß legt. Das Gefäß sollte aus Glas oder Keramik bestehen, da Kunststoff die Wasserqualität beeinträchtigen kann.

Bewährt hat sich der Amethyst (violett), der gegen Stress, Ängste, Nervosität und seelische Probleme wirkt. Legt man Rosenquarz (rosafarben) in Wasser, führt das zu Ruhe, Harmonie und Ausgewogenheit sowie zu einer Stärkung des Herzens.

Eine Kombination aus Jaspis, Magnesit und Bergkristall kann den Stoffwechsel und die Verdauung anregen und damit auch das Abnehmen unterstützen.

Bevor das Wasser getrunken wird, sollten die Steine mindestens 30 Minuten darin gelegen haben.

Gehen Sie achtsam mit unbearbeiteten (rohen, kantigen) Steinen um. Durch die Bewegung des Kruges können diese Steine leicht zusammenstoßen. Die dabei entstehenden kleinen Absplitterungen dürfen auf keinen Fall mitgetrunken werden. Daher empfehle ich, grundsätzlich Trommelsteine zu benutzen. Eine Ausnahme bildet der Bergkristall, den sollte man immer in seiner natürlichen Kristallform verwenden.

VORSICHT BEI WASSERANWENDUNGEN — INFO

Folgende Mineralien sind zur Wasseraufbereitung nicht geeignet, da sie zum Teil giftig sind oder mit Wasser chemisch reagieren können:
Antimonit, Atakamit, Azurit, Bleiglanz (Galenit), Bojis® Pop Rocks, Buntkupfer, Chrysokoll, Dioptas, Kupfer, Magnetit, Malachit, Markasit, Pyrit, Pyritsonne, Schalenblende, Schwefel, Türkis und Vanadinit.
Ebenso sollte man keine eingefärbten Steine wie den Achat in Rot, Grün, Blau, Lila oder Pink verwenden.

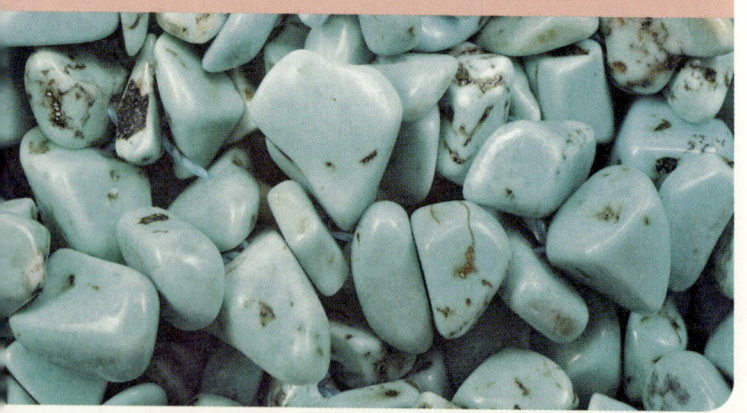

»Falsche« Heilsteine

Um höhere Preise zu erzielen, werden im Handel manche Steine (Edelsteine) mit einem wertvoller klingenden Namen versehen oder ganz gefälscht.

Irreführende Bezeichnungen

Achten Sie beim Kauf eines Steins immer darauf, dass Ihnen nicht ein billiger Ersatz angedreht wird. Seien Sie misstrauisch und trauen Sie sich ruhig, den Händler zu fragen, was sich hinter einem wohlklingenden Namen verbirgt, wenn Ihnen etwas unklar ist.
Der Citrin (gebrannter Amethyst) wird in manchen Fällen Goldtopas genannt. Ein Marmarosch ist nichts anderes als ein Bergkristall. Ein sogenannter Kap-Rubin ist ein Granat (Pyrop). Der Kupfer-Smaragd ist in Wirklichkeit ein Dioptas. Rauchtopas klingt wertvoller als Rauchquarz. Wiener-Türkis ist nur blau gefärbte Tonerde (Porzellan). Ich empfinde auch die Bezeichnung Herkimer Diamant als irreführend, da es sich hierbei nur um einen besonders ausgebildeten Bergkristall handelt.

Gefärbte und gefälschte Steine

Leider werden heute immer mehr Edelsteine (Heilsteine) künstlich gefärbt oder bearbeitet, damit sie für den Kunden attraktiver erscheinen. Im Folgenden möchte ich Sie auf ein paar gefärbte Steine aufmerksam machen, die im Handel immer wieder zu finden sind.

Achat

Der Achat wird oft in den schillerndsten Farben, wie Rot, Blau, Grün und sogar Pink angeboten. Diese Steine sind aber leider alle gefärbt, und es kann sogar passieren, dass Sie bunte Finger bekommen, wenn Sie sie anfassen. Achat kommt in der Natur nur in bräunlichen bis rötlichen, weißen, grauen und auch leicht blaugrauen Farbtönen vor.

Aquamarin

Der grüne Aquamarin wird durchs Brennen blau, der gelbe Beryll durch Bestrahlung zum blauen Aquamarin. Gefasst als Schmuck, ist der Aquamarin schon in früherer Zeit durch einen synthetischen Stein oder durch Glas ersetzt worden.

Azurit-Malachit

Bei den im Handel angebotenen Azurit-Malachit-Schmuckstücken (Donuts und Steinteile) handelt es sich meistens um Produkte, die aus Staub und zermahlenen Resten (von Azurit und Malachit) mit Kunstharz zusammengepresst wurden.

Bergkristall

Der Bergkristall wird in manchen Fällen durch einfaches Glas ersetzt. Ein bekanntes Beispiel ist die berühmte Kristallkugel (Seherkugel). Lassen Sie sich nicht durch den Namen Pressbergkristall oder Rekonstruierter Bergkristall verwirren, dabei handelt es sich ebenfalls nur um Glas. Der echte Bergkristall lässt sich am besten daran erkennen, dass er in größeren Kugeln weißliche (manchmal sogar grüne bis braune) Einschlüsse besitzt. In der natürlichen Kristallform des Bergkristalls sind mir bislang noch keine Fälschungen bekannt.

Bernstein

Der Bernstein wird schon immer gefälscht. Es gibt den sogenannten Pressbernstein. Hierbei wird ein weißer oder hellgelber und undurchsichtiger Bernstein zermahlen und zum Teil mit Kunstharz zusammengepresst, wodurch er klar wird und eine schönere Farbe bekommt. Der geblitzte Bernstein war vor der Wärme- und Kältebehandlung durch Gas- oder Flüssigkeitseinschlüsse trüb. Durch das Erhitzen und Wiederabkühlen, »Blitzen« genannt, platzen diese Einschlüsse, und der Bernstein wird wieder klar. Durch diese Behandlung bekommt der Stein allerdings kleine Sprünge. Diese erinnern bei genauem Hinsehen an die zarten Flügel einer Biene. Leider wird der Bernstein manchmal auch ganz durch Kunstharz oder Kunststoff ersetzt, was für einen Laien allerdings fast nicht erkennbar ist (→ Seite 55 f.).

Citrin

Der Citrin ist im Handel meist als gebrannter Amethyst vertreten. Auch ich verkaufe in meinem Laden den Citrin, der durch das Brennen oder Erhitzen eines Amethysts entstanden ist. Ich weise aber die Kundschaft darauf hin, dass es sich um einen gebrannten Amethyst handelt. Die Wirkungen eines gebrannten Amethysts und eines natürlichen Citrins sind sehr ähnlich. Nur im feinstofflichen Bereich wirkt der natürliche Citrin etwas harmonischer.

Hämatit

Der Hämatit wird in Schmuckartikeln wie Ketten und Armbändern oft gefälscht. Dabei handelt es sich um einen durch Eisenoxid rekonstruierten Hämatit, auch Hämatin genannt.

Lapislazuli

Der Lapislazuli wird sehr oft nachgefärbt oder aus Resten zusammengepresst. Am besten erkennt man einen echten Lapislazuli an seinen weißen oder messinggelben (Pyrit-)Einschlüssen.

Onyx

Der schwarze Onyx wird als Schmuckstein meist gefärbt, um ein tieferes Schwarz zu erhalten. Auch schwarz gefärbter Achat oder Chalcedon wird als Onyx gehandelt.

Rauchquarz

Der Rauchquarz kommt in der Natur nur in leichten Brauntönen vor, selten auch bräunlich schwarz. Der Bergkristall kann durch künstliche Bestrahlung mit Radium- oder Röntgenstrahlen dunkelbraun bis (meistens) schwarz werden. Es werden sehr häufig bestrahlte Bergkristalle als Rauchquarz verkauft.

Sugilith-Achat

Den sogenannten Sugilith-Achat gibt es nicht, es handelt sich dabei nur um einen pink bis lila gefärbten Achat. Dennoch habe ich selbst erlebt, dass Sugilith-Achate auf Märkten und Messen als besondere Heilsteine angeboten wurden.

Türkis

Der Türkis wird des Öfteren aus zermahlenen Resten mit (zum Teil blauem) Kunstharz zusammengepresst und erhält damit eine schöne Farbe. Auch Howlith und Magnesit (von Natur aus ein weißer Stein mit grauen Adern) werden gerne türkisblau gefärbt und sehen so dem Türkis täuschend ähnlich.

Erfahrungsberichte

In »unserem« Laden – ich spreche bewusst von »unserem«, da jeder Besucher ein Teil des Ganzen ist, der wichtige Erfahrungen einbringt – spielen sich manchmal ganze Leben ab. Sie sind oftmals traurig, aber auch manchmal sehr erfreulich.

Viele Menschen interessieren sich für Heilsteine, weil sie körperliche oder psychische Probleme haben. Es sind Menschen aus allen Schichten und mit unterschiedlichstem finanziellem Hintergrund.

Ich werde oft gefragt, ob es einen Stein für Glück »in materieller Form« gibt. Leider muss ich das verneinen, nimmt man einmal den Händler aus, der natürlich mit dem Verkauf von Heilsteinen sein Geld verdient.

Mein, oder besser gesagt unser Laden ist für viele Menschen sehr wichtig, da es ihnen häufig nicht möglich ist, sich mit der Familie oder ihren Bekannten über ihre privaten Probleme auszutauschen. In unserem schnelllebigen Zeitalter findet niemand mehr die Zeit, Trost und Zuneigung einem anderen Mitmenschen gegenüber zu zeigen, und schon gar nicht, mit jemandem über seine Probleme zu sprechen.

Ich wünschte, es würden alle Menschen so offen und geduldig miteinander umgehen, wie dies oft in unserem Laden geschieht. Schon mehrmals konnte ich durch lange Gespräche Krankheitsursachen erkennen und den entsprechenden Personen einen Arztbesuch nahelegen.

Viele Menschen neigen zum Pessimismus oder lehnen alles Esoterische grundsätzlich ab. Ein Stück weit kann ich das verstehen, da man oft nicht vorsichtig genug sein kann, wenn man sich in die Hände anderer Menschen begibt. Dennoch sei auch diesen Zweiflern gesagt, dass der Umgang mit Heilsteinen noch eine der ungefährlichsten Methoden ist, sich helfen zu lassen.
Für die folgenden Berichte kann ich natürlich keine Belege anführen, da ich meinen Kunden gegenüber eine Art Schweigepflicht habe und deshalb keine Namen und Adressen nennen kann. Dennoch sind einige Erlebnisse sehr lehrreich, weswegen ich mich entschlossen habe, hier einige Beispiele anzuführen.

Eine Kundin brachte ihrem Mann immer wieder Heilsteine mit, ohne dass dieser ihnen sehr viel Beachtung schenkte. Eher war er der Meinung, seine Frau übertreibe es ein wenig mit ihrem Glauben an die Heilwirkung der Steine. Nachdem sich zu seinen üblichen Wehwehchen auch noch Arthrose in der Schulter gesellte, die sich auch durch wochenlange Schmerzmitteleinnahme nicht lindern ließ, entsann er sich der Heilsteine. Er fand einen grünen Calcit und hielt sich den Stein etwa 15 Minuten auf die Schulter. Nach kürzester Zeit vergingen die Schmerzen. Sobald er wieder Beschwerden hatte, legte er sich den Stein erneut auf die schmerzende Stelle und verspürte darauf immer wieder Linderung. Seitdem ist auch er von der Wirkung der Heilsteine überzeugt.

Eine Krankenschwester hat mir berichtet, dass einige Koma-Patienten, denen ein Stein (meist ein Bergkristall) in die Hand gelegt wurde, nach dem Erwachen aus dem Koma wissen wollten, was ihnen in die Hand gegeben wurde, da sie ein positives Gefühl verspürt hatten.

Viele Menschen berichteten mir, dass ihnen ein Amethyst oder ein Versteinertes Holz, das sie in der Hand hielten oder unter das Kopfkissen legten, bei Schlafstörungen geholfen hätte. Bei Einschlafstörungen ist ein Rosenquarz zu empfehlen, da er den Körper entspannt.

Auch bei starker Nervosität, innerer Unruhe und Stress hat der Amethyst sehr vielen Menschen in »unserem« Laden geholfen. Ebenso nützte der Amethyst einem Mann, der starke stressbedingte Magenprobleme hatte. Nach einigen Wochen konnte er mir berichten, dass seine Probleme behoben waren.

Auch bei nicht erfülltem Kinderwunsch kann ich von einigen Beispielen berichten, bei denen der Einsatz von Heilsteinen geholfen hat. Hier handelt es sich um Blockaden, die auftreten, wenn man sich etwas sehnlichst wünscht. Man verkrampft immer mehr, und es kommt zu Stauungen im Energiebereich. Oft hat ein Chrysopras geholfen, da dieser Stein mit seiner apfelgrünen Farbe eine ruhige und entspannende Kraft ausstrahlt, die auch Blockaden im Gefühlsbereich zu lösen vermag.

Mit dem roten Jaspis habe ich unwahrscheinlich gute Erfahrungen bei Babys mit Blähungen und Verstopfung gemacht. Bereits nach kurzer Zeit vergingen die Bauchschmerzen.

Eigentlich bin ich selbst sehr kritisch, was das Heilen mit esoterischen Methoden angeht. Andererseits werde ich immer wieder vom Gegenteil überzeugt. So berichtete mir ein Mann mit Leberkrebsdiagnose und zwanzigprozentiger Überlebenschance, dass er einen Schörl (schwarzer Turmalin) geschenkt bekommen hätte. Mit diesem Stein arbeitete er ganz bewusst, um den Krebs zu besiegen. Wichtig dabei war natürlich der Glaube an die eigene Kraft (Energie). Der schwarze Turmalin unterstützte dabei den gesamten Prozess. Nach einiger Zeit konnte mir der Mann freudig berichten, dass sich der Krebs zurückgebildet hatte.

> Ich möchte darauf hinweisen, dass kein Stein die Schulmedizin oder alternativmedizinische Therapien ersetzen kann. Nicht bei jedem Menschen stellt sich eine schnelle und spontane Linderung ein. Die Heilsteine zeigen oft unterschiedliche Wirkungen, und nicht jeder Mensch reagiert auf denselben Stein in gleicher Weise.

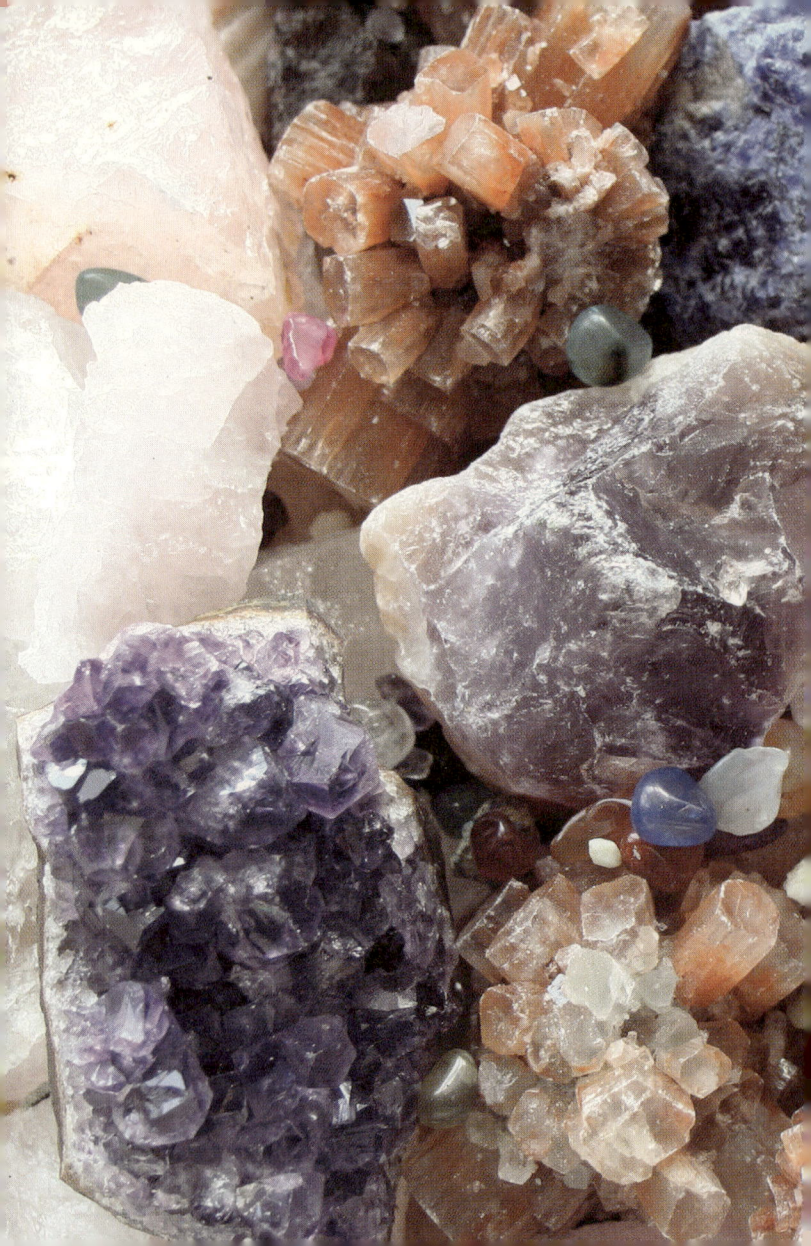

Heilstein-ABC

Lernen Sie in diesem kleinen Nachschlagewerk jeden Heilstein genauer kennen, und finden Sie nach Ihren persönlichen Bedürfnissen den richtigen Stein für sich heraus!

Kurzbeschreibungen der Heilsteine

Bei diesen Kurzbeschreibungen werden jedem Stein seine Wirkungen zugeordnet. Dabei gibt es einige Steine mit den gleichen Wirkungsangaben, hier müssen Sie selbst abwägen, welcher zu Ihnen passt. Entweder Sie gehen bei der Auswahl nach dem eigenen Gefühl oder Sie lassen sich von jemandem beraten. Der Erwerb eines Heilsteins ist manchmal auch eine finanzielle Frage. Der Diamant und der Alexandrit sind beispielsweise sehr teure Steine. Es gibt aber auch andere, günstigere Steine mit ähnlichen Wirkungen.

Manche Mineralien habe ich ausführlicher beschrieben als andere, weil sie häufiger gebraucht werden und mir für dieses Buch deshalb wichtiger erschienen.

Der Achat schenkt Ruhe und vermittelt Geborgenheit.

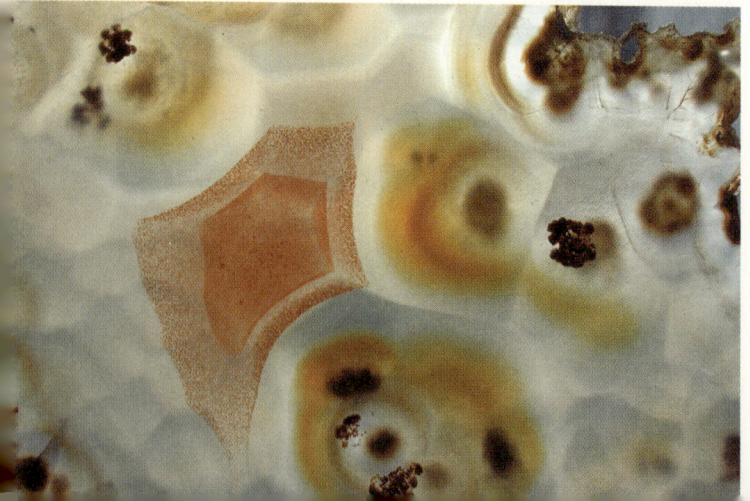

Achat

Familie: **Quarz-Gruppe**
Farbe: **unterschiedlich, wird oft blau, grün, rot oder pink gefärbt**
Härte: **6,5–7**
Fördert: **Ruhe, Geborgenheit, geistige Reife, Menschenkenntnis, Fantasie**
Wirkt auf: **Magen, Darm, innere Organe, Gebärmutter, ist hilfreich und schützend bei der Schwangerschaft**
Wirkt gegen: **Epilepsie**

In der Antike wurde der Achat oft als Schutzamulett getragen. Ihm wurden auch Glück bringende Wirkungen zugeschrieben, wobei sich das meist auf das Seelenglück bezogen hat. Der Achat gibt uns Geborgenheit und ein Gefühl von Behaglichkeit. Besonders Kinder finden in der Achatgeode (→ Seite 37) Ruhe und Schutz. Ziellose, unausgeglichene Menschen lässt der Achat wieder zu sich selbst finden und die sie umgebende Hektik und Gefühllosigkeit vergessen. Der Achat fördert das gefühlvolle, realistische und positive Denken, wodurch wir im geistigen Bereich reifer (überlegter) werden und mit der Vielzahl an Dingen, die auf uns einströmen, besser zurechtkommen können. Durch seine vielfältigen Formen und Farben fördert der Achat die Fantasie. Ebenso stärkt er unser Einfühlungsvermögen und lässt uns dadurch andere Menschen leichter verstehen. Im Bereich des Magens und des Darms löst der Achat

Blockaden und fördert die Regeneration. Dabei sollte man sich einen Achat auf den Bauch legen oder ihn in der Hosentasche bei sich tragen.

Der Achat, und ganz besonders der Aprikosenachat, hilft vielen Frauen in der Schwangerschaft und bietet zudem Schutz für das ungeborene Leben. Auch bei Gebärmuttererkrankungen ist er hilfreich, da er die Zellregenerierung unterstützt.

Der weiße Achat (Friedensachat) hat durch seine reine weiße Farbe eine friedliche und beruhigende Wirkung, die den Kopf und das Herz von schweren Lasten befreit. Er erlöst uns von Beklemmungen, Hektik und Unruhe und fördert klares, ruhiges Denken.

Achtung! Der Achat wird sehr oft eingefärbt. In der Natur kommt er nicht dunkelblau, grün, rot oder pink vor.

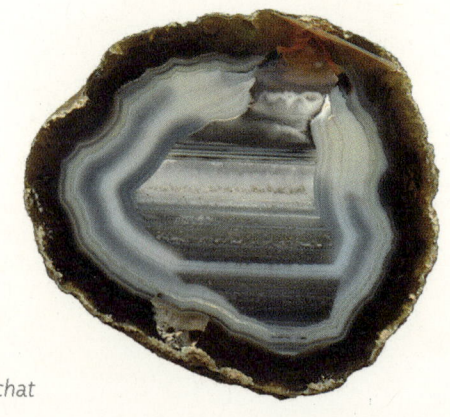

Achat

Achatgeode

Farbe: **unterschiedlich, wird oft blau, grün, rot oder pink gefärbt**
Fördert: **Glücksgefühl, Ruhe, Harmonie, Geborgenheit**

Die Achatgeode vermittelt insbesondere Kindern, Schwerkranken und behinderten Menschen Geborgenheit und Schutz. Ihr Hohlraum ist meist mit Kristallen ausgekleidet und bietet ein Schauspiel der Natur, das, kindlich ausgedrückt, mit einer Schatztruhe zu vergleichen ist. Von außen ist eine Achatgeode unscheinbar und gleicht in unseren Augen eher einem Kieselstein. Im Inneren des Steins verbergen sich die wahren Werte, welche die Menschen meist übersehen.

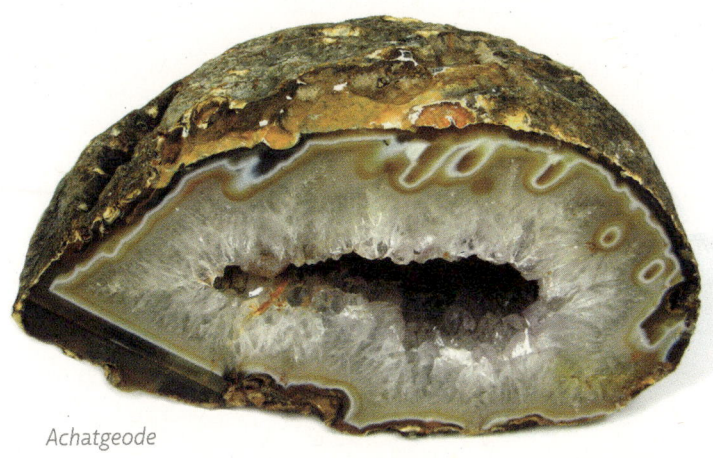

Achatgeode

Alexandrit

Farbe: grau, grünlich; im Kunstlicht: rötlich bis violett, grau-violett
Fördert: Nervensystem, Kreativität, Fantasie, Selbstwertgefühl
Wirkt gegen: geistige Probleme, Entzündungen
Bemerkung: Der Alexandrit ist ein sehr teurer Stein, daher ist zu überlegen, ob Sie nicht einen günstigeren Heilstein mit ähnlichen Eigenschaften für sich entdecken.

Amazonit

Familie: Feldspat-Gruppe
Farbe: hellgrün bis intensiv grün mit hellen Schattierungen
Härte: 6–6,5
Fördert: Ruhe, Entspannung
Wirkt gegen: Stress, Hektik, Unruhe, Verspannungen, Krämpfe; durch Stress und Aufregung entstandene Herzbeschwerden

Der Amazonit vermittelt uns durch seine schöne grüne Farbe mehr Ruhe und Ausgewogenheit. Er befreit uns damit von Stress, Hektik und Nervosität. Damit hilft er auch gegen Herzbeschwerden, die oft durch Stress oder Aufregung verursacht werden.
Allgemein lässt uns der Amazonit lockerer werden, fördert die Geduld und lässt uns so schneller unsere Ziele erreichen.

Seine entspannende und beruhigende Ausstrahlung wirkt auf den gesamten Körper und lindert so Verkrampfungen und Muskelverspannungen.

Amethyst

Familie: Quarz-Gruppe
Farbe: hell- bis dunkelviolett
Härte: 7
Fördert: Ruhe, Schlaf, Fähigkeit zur Meditation
Wirkt gegen: Stress, Nervosität, Angst, Wut, Kopfschmerzen (Migräne), Ärger, geistige Probleme, Unruhe, Krampfadern, Hämatom, Sucht, Schlafstörungen, seelische Belastung

Der Amethyst ist einer der Heilsteine, die in unserer Zeit am häufigsten benötigt werden, da viele Krankheiten und Beschwerden durch Unruhe, Nervosität, Stress, Hektik und Unausgeglichenheit verursacht werden. So macht uns der Amethyst ruhiger, gelöster und befreit uns von seelischen Belastungen und Ängsten. Ebenso fördert er das Vertrauen in sich selbst und hilft uns, den Alltag ein wenig hinter uns zu lassen.
Der Amethyst ist ein guter Helfer bei Kopfschmerzen und Schmerzen im Allgemeinen. Bei Kopfschmerzen und Migräne empfiehlt es, sich mit einem Amethystkristall die schmerzende Stelle zu massieren. Bei Krampfadern ist es am besten, den Stein direkt aufzulegen. Um Nervosität zu vermeiden, sollte man einen Amethyst mit sich

führen oder als Anhänger tragen. Bei starker Nervosität ist es ratsam, einen Amethyst in die Hand zu nehmen und dabei bewusst mit ihm zu arbeiten. Gegen stress-, ärger- oder nervositätsbedingte Magenschmerzen hilft der Amethyst ebenfalls sehr gut.

Bei Schlafstörungen ist es ratsam, einen Amethyst in die Hand zu nehmen oder ihn sich unter das Kopfkissen zu legen. Sehr gute Wirkung erzielt man bei Kindern, indem der Amethyst mit dem Rosenquarz kombiniert wird.

Der Amethyst steigert die Wahrnehmung und ist ein nützlicher Helfer während der Meditation.

Bei starker Akne, Neurodermitis und Hautallergie, die durch Energieblockaden verursacht werden, kann man einen Amethyst (Trommelstein) auf die betroffene Stelle auflegen oder sie vorsichtig mit dem Stein massieren. (Auch der Aventurin ist bei Hautallergien oder Akne sehr hilfreich.)

Offen aufgestellt oder getragen, bietet der Amethyst auch einen gewissen »Schutz« vor negativen Einflüssen, insbesondere bei Mobbing. Auch bei Suchtproblemen (Rauchen, Alkohol usw.) sollte man stets einen Amethyst bei sich führen und bei jedem Anreiz den Stein in die Hand nehmen.

Der Amethyst eignet sich sehr gut, um andere Heilsteine wieder mit Energie zu versorgen (aufzuladen). Hierbei genügt bereits ein handtellergroßes Amethyststück mit vielen Kristallen. Viele laden auch ihren Schmuck und ihre Medikamente auf einem Amethyst mit positiver Energie auf. Noch besser ist eine Amethystdruse, ein Hohlraum, der mit Amethystkristallen ausgekleidet ist. Drusen oder größere Amethyststücke können auch das Raumklima positiv beeinflussen.

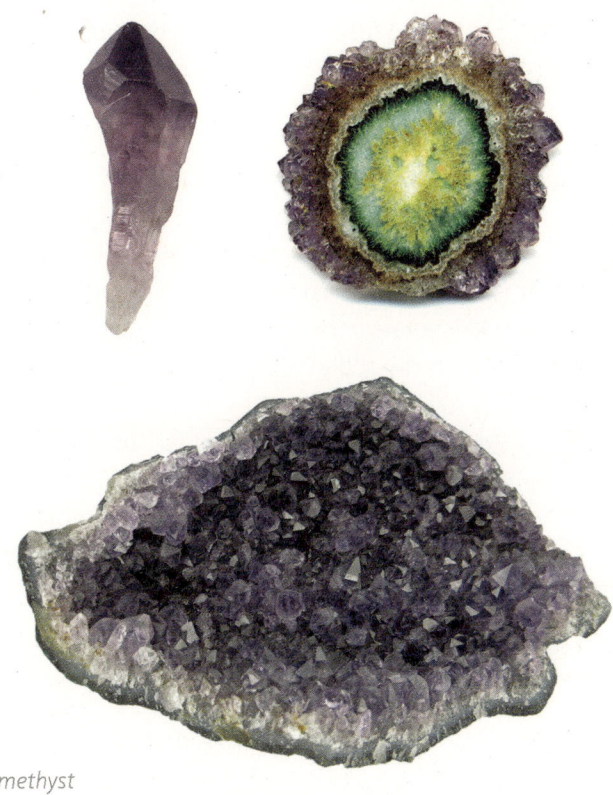

Amethyst

Ametrin

Familie: **Quarz-Gruppe**
Farbe: **violett und gelb bis bräunlich**
Härte: **7**
Fördert: **Lebensfreude, Wohlbefinden, Harmonie**
Wirkt auf: **Nervensystem, Kreativität, Stoffwechsel**
Wirkt gegen: **Stress, Nervosität, innere Unruhe, Depressionen**

Der Ametrin besteht aus den Mineralien Amethyst und Citrin. Durch diese Kombination besitzt er eine sehr harmonische Schwingung und löst Blockaden, die durch Stress, Nervosität und Aufregung verursacht worden sind.

Der Ametrin fördert Harmonie, Ruhe, Ausgewogenheit und Wohlbefinden, wodurch er Stress, Hektik, Nervosität, Unruhe und Depressionen vertreibt. Ebenso stärkt er das Nervensystem und aktiviert die Kreativität und Vitalität. Auch bei Ärger, Zorn und Unausgeglichenheit ist der Ametrin sehr hilfreich. Er verhindert starke Stimmungsschwankungen, Ängste und seelische Belastungen und lässt uns mit mehr Geduld und Gelassenheit agieren.

Der Ametrin kann im Bereich des Solarplexus aufgelegt werden, um Lebensfreude und Energie aufzutanken und um den Stoffwechsel ein wenig zu aktivieren. Auch kann der Ametrin eingesetzt werden, um Verspannungen und Blockaden im Kopfbereich zu lösen. Bei starker

Nervosität oder bei Depressionen ist es am besten, bewusst mit dem Ametrin zu arbeiten und ihn dabei in der Hand zu halten.

Amulettstein (Australischer Amulettstein/Donnerei)

Farbe: **unterschiedlich (Achat-Art)**
Wirkt auf: **Immunsystem, Leber, Verdauung, Stoffwechsel, Haut, Harmonie, unterstützt den Heilungsprozess**
Wirkt gegen: **Wetterfühligkeit, Zorn, Wut, Unausgeglichenheit**
Bemerkung: **Der Amulettstein dient angeblich den Ureinwohnern Australiens, den Aborigines, als Talisman (Schutzamulett).**

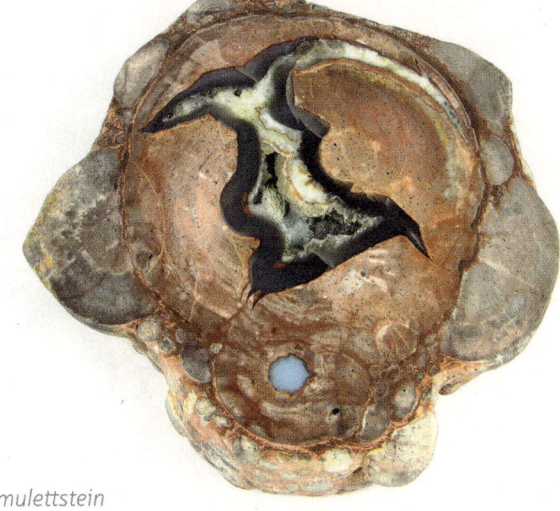

Amulettstein

Andenopal blau-grün

Wirkt auf: **Herz, Erholung, Nieren, Nerven, Entgiftung**
Wirkt gegen: **Ängste**

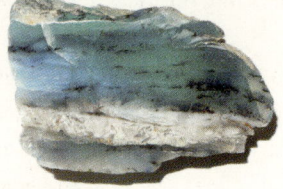

Andenopal

Andenopal grau

Wirkt auf: **Herz, Nervensystem**
Wirkt gegen: **Depressionen**

Andenopal rosa

Wirkt auf: **Herz, Freundlichkeit**
Wirkt gegen: **Sorgen, Hemmungen**

Anhydrit

Farbe: **grau, hellblau bis intensiv himmelblau**
Fördert: **Ruhe, Entspannung, Geduld, Bewusstsein**
Wirkt gegen: **seelische Belastung, Stress, Unsicherheit**

Antimonit/Grauspießglanz

Farbe: **grau bis schwarzgrau**
Fördert: **geistige Ausgewogenheit, Neuanfang, Erdung**
Wirkt gegen: **Ausschläge, Ekzeme**

Apachenträne/Rauchobsidian

Farbe: **schwärzlich dunkelbraun, im Licht durchscheinend**
Fördert: **Energie, Kraft, Ausdauer, bessere Wahrnehmung, Verdauung**
Wirkt gegen: **Angst, Depressionen, negative Gedanken**
Bemerkung: **Die Apachenträne wirkt im feinen Bereich der Energien fast bei jedem Menschen etwas anders. Obendrein birgt sie auch ein kleines Geheimnis: Wenn sie auf dem Tisch liegt, wirkt sie unscheinbar und schwarz. Hält man sie allerdings gegen eine Lichtquelle, wird sie durchscheinend und rauchbraun.**

Eine besondere Wirkung kann man erzielen, indem man eine Apachenträne mit einem Milchquarz-Trommelstein gemeinsam anwendet. Dabei erhält man eine Art Yin-Yang-Energie (Ausgleich, Ausgewogenheit), die Frieden und Treue in eine Partnerschaft (Familie) fördert.

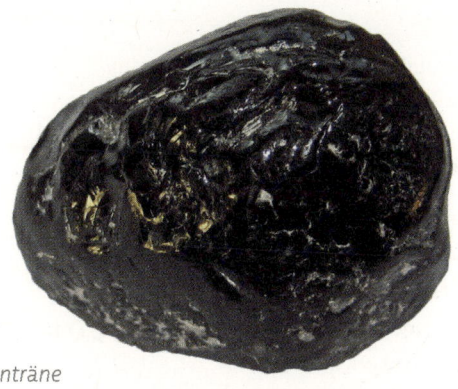

Apachenträne

Apatit
Farbe: blau, etwas grünlich, auch gelb
Fördert: Ausgleich, Aktivität, Verdauung, Stoffwechsel, reinigende Energie
Wirkt gegen: Stress, Ärger, Kummer, Lustlosigkeit

Apophyllit
Farbe: meist farblos (klar), grünlich oder bläulich
Wirkt auf: Atemwege, Zuversicht, Gelassenheit, Ehrlichkeit
Wirkt gegen: Ängste, Sorgen, Asthma, Beklemmungen

Aprikosenachat
Farbe: grau-rosa, hellorange
Fördert: Ruhe, Ausgleich, Harmonie, Besonnenheit
Wirkt auf: Magen, Darm, Gebärmutter
Wirkt gegen: starke Stimmungsschwankungen (Depressionen)
Bemerkung: hilfreich und schützend bei Schwangerschaft

Aquamarin
Familie: Beryll-Gruppe
Farbe: hellblau, grünlich bis blaugrün, wird oft gebrannt oder bestrahlt, um eine schönere Farbe zu erzielen. Ebenso wird der Aquamarin als Schmuckstein des Öfteren synthetisch hergestellt.
Härte: 7,5–8

AQUAMARIN

Fördert: **Gelassenheit**
Wirkt auf: **Atemwege, Schleimhaut, Mandeln, Halsbereich, Lymphdrüsen**
Wirkt gegen: **Depressionen, Wetterfühligkeit, Wasseransammlungen**

Der Aquamarin fördert durch seine blaugrüne bis himmelblaue Farbe Ruhe, Harmonie und Ausgewogenheit. Er reinigt und öffnet unsere Atemwege, was bei Asthma sehr hilfreich ist. Bei Mandelentzündung bekämpft der Aquamarin die krankheitsverursachenden Bakterien. Der Aquamarin harmonisiert den Hormonhaushalt und verhindert Wasseransammlungen im Körper.
Zudem besitzt der Aquamarin eine kühlende Wirkung und hilft bei brennenden und überanstrengten Augen. Am besten legt man dabei den Stein für ein paar Minuten auf die geschlossenen Augen.

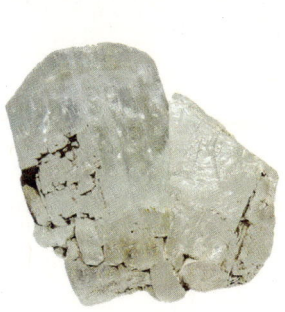
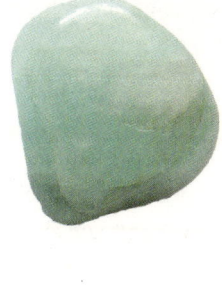

Aquamarin

Aragonit/Eisenblüte

Farbe: **braun, rotbraun, grau bis weiß = Eisenblüte**
Fördert: **Wachstum, klare Gedanken/Harmonie (Eisenblüte)**
Wirkt auf: **Knochen**
Wirkt gegen: **körperliche Empfindlichkeit, Muskelbeschwerden, Zittern**

Atakamit

Farbe: **intensives Grün**
Fördert: **Kreativität, Vitalität, innere Kraft und Ausgewogenheit**
Wirkt auf: **Nervensystem**
Wirkt gegen: **seelische Belastung, Unruhe, Unausgeglichenheit**

Aventurin grün

Familie: **Quarz-Gruppe**
Farbe: **hell bis dunkelgrün, meistens mit kleinen glitzernden Plättchen**
Härte: **7**
Fördert: **Ruhe, Ausgleich, Entspannung, Schlaf, Heiterkeit**
Wirkt auf: **Herz, Haare, Bindegewebe**
Wirkt gegen: **Hautallergien, Ekzeme, Ausschläge, Neurodermitis, Stress, Ärger**

Der Aventurin bringt Ruhe und Ausgewogenheit in unser Nervensystem, da seine grüne Farbe beruhigend

und entspannend auf den gesamten Körper wirkt. Er lindert auch Herzbeschwerden, die durch Aufregung oder Stress entstehen können, und erleichtert uns das Einschlafen.
Hilfreich ist er bei Hautallergien und Neurodermitis. Dabei empfiehlt es sich, den Stein auf der Haut zu tragen oder ihn auf die erkrankte Stelle zu legen. Manchmal kann es im Anfangsstadium zu einer kurzzeitigen Verschlechterung kommen, die dann aber von einer »Heilphase« abgelöst wird.

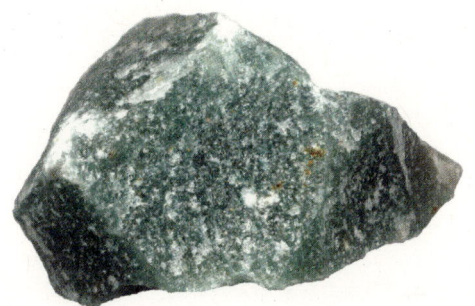

Aventurin grün

Aventurin rot

Farbe: orange bis hellrötlich, meistens mit kleinen glitzernden Plättchen
Fördert: **Ausgeglichenheit, Kreativität, Heiterkeit**
Wirkt auf: **Herz, Kreislauf, Stoffwechsel**
Wirkt gegen: **Hautallergien, Ekzeme, Ausschläge**

Azurit

Farbe: **hell- bis dunkelblau**
Härte: **3,5–4**
Fördert: **Konzentration, bessere Wahrnehmung, Verstand, Bewusstsein, Fähigkeit zur Meditation, das Dritte Auge, geistige Aufnahmefähigkeit, Hellsichtigkeit**
Wirkt auf: **Nervensystem**
Wirkt gegen: **Prüfungsangst**

Der Azurit fördert die Sinne und sensibilisiert uns für unsere Umwelt. Er stärkt unsere Wahrnehmung im geistigen Bereich, erhöht somit auch die Konzentrationsfähigkeit sowie die Tätigkeit des Gehirns und der Nerven. Bei Prüfungsangst empfiehlt es sich, einen Azurit mit sich zu führen.
Auch beim Meditieren oder zur geistigen Regeneration kann der Azurit sehr hilfreich sein.
Der Azurit schärft unser Bewusstsein und hilft uns, entschlossen unsere Ziele zu verfolgen.

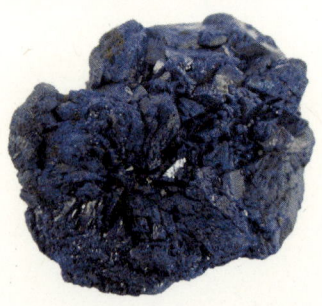

Azurit

Azurit-Malachit

Bemerkung: **In einem Stein vereint fördert der Azurit-Malachit die Ausgewogenheit zwischen Körper und Geist.**
Farbe: **Azurit: blau; Malachit: grün**
Fördert: **geistige Kraft und Aufnahmefähigkeit, Konzentration, Ausgewogenheit, Entgiftung**
Wirkt auf: **Leber, Muskelaufbau**
Wirkt gegen: **Unruhe, Ängste, Entzündungen, Rheuma, Muskelschwund**

Baryt

Farbe: **weiß, braun, gelb, beige bis rötlich**
Härte: **3–3,5**
Fördert: **Gedächtnis, Vitalität**
Besonderheit: **blättrige Kristalle**
Wirkt gegen: **Sonnenbrand, Strahlenschäden, Elektrosmog, Wasseradern**

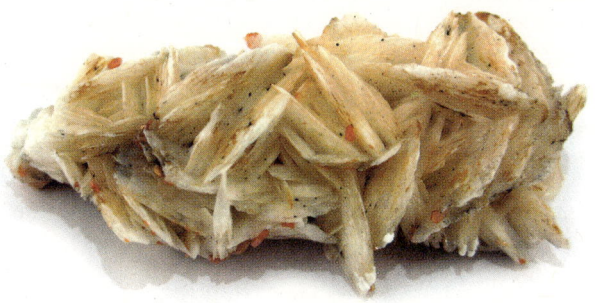

Baryt

Baumachat

Farbe: **grün und weiß**
Fördert: **Vitalität, Ruhe, Stoffwechsel, Erdung**
Wirkt auf: **Nieren**
Wirkt gegen: **Unruhe, Unausgeglichenheit**

Bergkristall

Familie: **Quarz-Gruppe**
Farbe: **weiß bis klar (durchsichtig)**
Härte: **7**
Fördert: **Harmonie, Ausgleich, innere Ausgewogenheit, Klarheit**
Wirkt auf: **Nervensystem, gesamten Körper, Kreislauf, seelische Ordnung**
Wirkt gegen: **negative Energie, Elektrosmog, Wasseradern, Stauungen und Blockaden, Übelkeit, Verwachsungen, negatives Zellwachstum**
Bemerkung: **Der Bergkristall ist ein überaus hilfreicher Stein, den jeder als Heilstein nutzen sollte.**

Der Bergkristall vermag uns gute Gedanken und sanfte Kraft zu vermitteln. Er wirkt auf den gesamten Körper und löst in allen Bereichen Blockaden harmonisch auf. Der Bergkristall hilft bei Reiseübelkeit. Er reguliert den Kreislauf auf sanfte Weise, regeneriert das Nervensystem und gibt bei Unwohlsein und Zerschlagenheit wieder neue Energie.

Eine Bergkristallstufe (Gruppe mit mehreren Kristallen) erfüllt Räume durch ihre reinigende und entstrahlende Wirkung mit Harmonie und Ausgeglichenheit. Benutzt man eine einzelne Bergkristallspitze zum Entstrahlen von Wasseradern oder Elektrosmog, sollte die Kristallspitze nie auf jemanden gerichtet sein, sondern nach oben oder zur Seite, um negative Energien abzuleiten. Der Bergkristall vermittelt klares und ruhiges Denken und bringt uns deshalb Erholung von Stress und Hektik. Ebenso kann er positive Energie (Kraft) auf andere Menschen übertragen. Allerdings sollte man hierfür schon Erfahrung mit Heilsteinen haben.

Der Bergkristall eignet sich ganz besonders für Einsteiger, die gerade erst beginnen, sich mit Heilsteinen zu beschäftigen, da er uns das Gefühl für andere Menschen und für den Umgang mit anderen Heilsteinen näherbringt. Zudem verstärkt er die Wirkung anderer Heilsteine und kann verbrauchte Energie wieder aufladen.

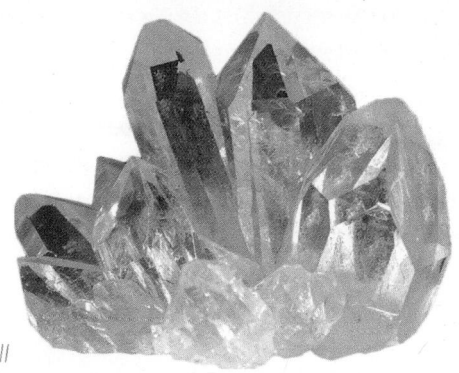

Bergkristall

Oft hört man, dass nur klare und unbeschädigte Bergkristalle gute Wirkung entfalten. Aus meiner Erfahrung kann ich sagen, dass auch ein beschädigter Stein oder ein Bergkristall mit Einschlüssen die gleiche Kraft wie ein unbeschädigter besitzt.

Der Bergkristall hilft auch gegen Verwachsungen, Krebs, Tumoren und Geschwüre. Man sollte den Stein auf die betroffene Stelle auflegen oder direkt mit der Spitze auf die Stelle richten. Stärker als ein Bergkristall wirkt in diesem Fall ein Laserquarz, eine Bergkristall-Variante, deren seitliche Flächen zur Spitze hin geneigt sind. Dadurch fließt mehr Energie durch die Spitze des Kristalls, und diese kann verstärkt genutzt werden.

Eine weitere Variante des Bergkristalls ist der Herkimer, auch »Herkimer Diamant« (→ Seite 78) genannt. Dieser Stein vermag besonders Blockaden schnell aufzulösen und das Gleichgewicht des Energiehaushalts wiederherzustellen. Er steigert geistige Kraft und fördert fehlende Vitalität.

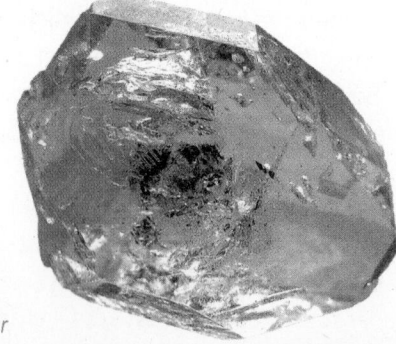

Herkimer

Bernstein

Farbe: **weiß, hellgelb bis braun-rötlich, schwarz**
Härte: **2–2,5**
Wirkt auf: **Kopf-, Kiefer-, Zahnbereich (unterstützt Kinder beim Zahnen), Atemwege, Hormonausgleich, Solarplexus**
Wirkt gegen: **Asthma, Atemwegsallergie, Heuschnupfen, Tierhaarallergie, Erkältungen, Ohrenschmerzen, Zahnschmerzen, Nasenbluten, Weichteilrheumatismus**
Bemerkung: **Der Bernstein ist zwar kein richtiges Mineral (versteinertes Harz), hat aber ein sehr großes Wirkspektrum.**

Der Bernstein wirkt besonders bei Babys und zahnenden Kindern beruhigend und schmerzlindernd. Aber auch Erwachsene mit Zahnschmerzen und Zahnfleischentzündungen sollten ihn einsetzen. Bei Atemwegserkrankungen, Asthma, Heuschnupfen, Erkältungen, Schleimhaut- und Nebenhöhlenentzündungen wirkt der Bernstein lindernd und regenerierend. Ebenso bringt er mit seiner leuchtend gelborangen Farbe mehr Freude ins Leben und wirkt dadurch ausgleichend auf den Hormonhaushalt. Bei Heuschnupfen sollte der Bernstein als Anhänger getragen werden.

Vorsicht! Der Bernstein wird und wurde schon immer gerne gefälscht. Es gibt den sogenannten Pressbernstein, einen Stein, der zermahlen und zum Teil mit Kunstharz wieder zusammengepresst wird. Ferner den geblitzten Bernstein, der durch Erhitzen und Wiederabkühlen (»Blitzen«) entsteht. Dabei kommt es zu kleinen Sprüngen, die an die Flügel einer Biene erinnern. Leider wird der Bernstein auch manchmal durch Kunstharz oder Kunststoff ersetzt, was für einen Laien oft nicht zu erkennen ist.

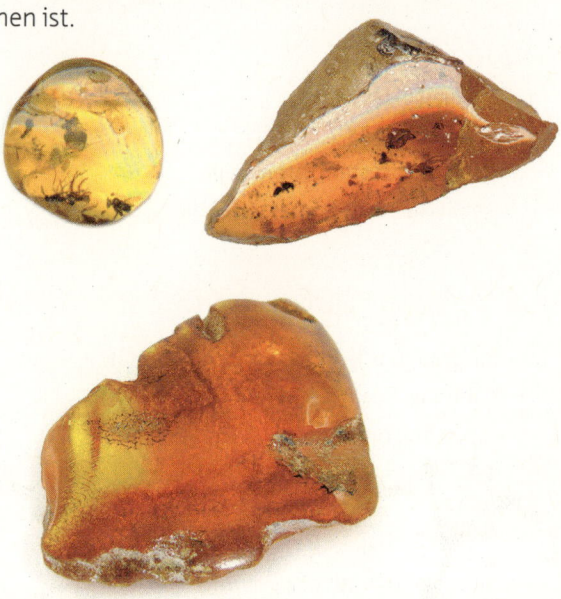

Bernstein

Beryll
Farbe: **gelb, goldgelb, gelbgrün, rosa**
Wirkt auf: **Augen, Herz, Nervensystem**
Wirkt gegen: **Stress, Nervosität, Weit- und Kurzsichtigkeit**

Biotit/Biotitlinse
Farbe: **braun bis schwarz**
Fördert: **Stoffwechsel, Verdauung, Nieren, Bewusstsein**
Wirkt gegen: **Verstopfung, Rheuma, Gicht**

Blauquarz
Farbe: **hellblau bis blau**
Fördert: **Ruhe, Geduld, Ausgleich**
Wirkt auf: **Nervensystem, Atemwege**
Wirkt gegen: **Nervosität, Stress, Hektik**

Bleiglanz/Galenit
Farbe: **bleigrau-silbrig, stark glänzend bis matt**
Fördert: **Erdung, Realitätssinn**
Wirkt gegen: **Blutvergiftung**

Bojis® (Pop Rocks)
Farbe: **dunkelgrau bis dunkelbraun**
Besonderheit: **kugelige bis linsenförmige Konkretionen**
Fördert: **Ruhe, Gleichgewicht, Erkenntnis, Energiefluss**
Wirkt auf: **Nervensystem**
Wirkt gegen: **Blockaden**
Bemerkung: Ein Boji®-Paar wirkt wie eine Energiequelle mit zwei Polen, die Energie fließen lässt, wodurch Blockaden aufgehoben werden können (→ auch: Moqui Marbles, Seite 97 ff.).

Botswana-Achat

Farbe: unterschiedlich (meist hellgrau bis bräunlich), intensiv gestreift
Fördert: Geborgenheit, innere Ruhe
Wirkt auf: Magen, Darm, Gebärmutter, innere Organe
Wirkt gegen: Depressionen, Unruhe
Bemerkung: Der Botswana-Achat wirkt auf die Willenskraft, wodurch er auch Menschen mit Suchtproblematik unterstützt.

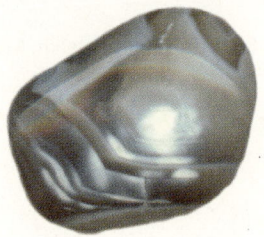

Botswana-Achat

Brasilianit

Farbe: hellgelb, gelb bis grünlich
Fördert: Kreativität, Inspiration, Gedächtnis, Entgiftung
Wirkt auf: Nervensystem

Bronzit

Farbe: braun mit messinggelbem Schillern
Fördert: Ruhe, Erholung, Gelassenheit
Wirkt gegen: Krämpfe, Verspannungen, Menstruationsbeschwerden

Buntjaspis
Farbe: **rot, bräunlich, grün, beige**
Fördert: **Fantasie, Kreativität, Vitalität, Erdung, Ausgewogenheit, Verdauung**

Buntkupfer/Buntkupferkies
Farbe: **messinggelb bis bräunlich, bunt anlaufend (blau, grün, lila usw.)**
Fördert: **Freundschaft, Aktivität, Ausgleich, Meditation**
Wirkt auf: **Gehirn**
Wirkt gegen: **Unmut**

Calcit blau
Farbe: **hellblau bis blau**
Fördert: **Ruhe, Gelassenheit**
Wirkt auf: **Gedächtnis, Knochen, Zähne, Halsbereich, Halswirbelsäule**

Calcit grün
Farbe: **hellgrün bis olivgrün**
Wirkt auf: **Knochen, Gelenke, Muskeln, Sehnen**
Wirkt gegen: **Knochenerkrankungen, Knochenbrüche, Gicht, Rheuma, Arthrose, Arthritis, Osteoporose, Zerrungen, Rücken- und Gelenkschmerzen, Ablagerungen, Versteifungen, Verbrennungen**

Bei Sehnenentzündung ist es ratsam, einen grünen Calcit und einen Malachit, der gegen die Entzündung hilft, miteinander zu kombinieren.

Die grüne Farbe des Calcit fördert auch Ruhe, Entspannung und Ausgewogenheit.

CALCIT (KALKSPAT) — INFO

Farbe: farblos-klar, weiß, gelblich, grün, blau, orange, rötlich, bräunlich
Härte: 3

Der Calcit kommt in der Natur in vielen verschiedenen Farben und Formen vor. Die unterschiedlichen Farben entstehen durch kleinste Einlagerungen (Spurenelemente) von anderen Mineralstoffen, wie zum Beispiel durch Mangan beim Manganocalcit (→ Seite 91). Durch die Verbindung von Kalziumcarbonat und Mangan entsteht die wunderbare rosa Farbe. Der Stein zeigt sich in verschiedenen Ausprägungen von durchsichtig bis undurchsichtig.

Chalcedon blau

Familie: **Quarz-Gruppe**
Farbe: **hellblaue Töne, zum Teil gestreift**
Härte: 6,5–7
Fördert: **Ruhe, Gelassenheit, Geduld, Milchbildung**

CHALCEDON BLAU

Wirkt auf: Halsbereich, Schilddrüse, Kehlkopf, Stimmbänder
Wirkt gegen: Halsschmerzen, Husten, Heiserkeit, Nervosität (besonders bei Reden und Ansprachen), Stottern, Hormonstörungen (Wechseljahre)
Bemerkung: Der Chalcedon lässt uns leichter und offener über Probleme und Sorgen sprechen.

Mit der Unterstützung des Chalcedon lassen sich Ansprachen, Reden und Vorträge leichter halten. Bei Heiserkeit stärkt und regeneriert der Chalcedon die beanspruchten Stimmbänder. Er kann ebenso Blockaden im Hals- und Kehlkopfbereich lösen und somit auch Stottern verringern und manchmal sogar beseitigen.
So unglaublich es auch klingen mag, der Chalcedon fördert die Milchbildung bei stillenden Müttern.
Ferner reduziert er Schweißausbrüche, die durch Hormonstörungen (Wechseljahre) und Schilddrüsenerkrankungen verursacht werden.

Chalcedon blau

Chalcedon rosa

Farbe: **hellrosa bis rosa**
Fördert: **Ruhe, Harmonie, Geduld**
Wirkt auf: **Herz, Ausgewogenheit**
Wirkt gegen: **Hektik, Nervosität**

Charoit

Farbe: **fliederfarben bis dunkel-violett**
Fördert: **Entscheidungskraft, Tatkraft, Gelassenheit**
Wirkt auf: **Nervensystem, Bewusstsein**
Wirkt gegen: **Stress**

Chiastolith/Kreuzstein

Farbe: **grau, gelblich bis braun**
Besonderheit: **Im Querschnitt ist deutlich ein Kreuz zu erkennen.**
Wirkt gegen: **Schwäche, Erschöpfung, Ängste, Rheuma, Gicht**

China-Jade/Serpentin

Farbe: **hellgelb bis grünlich**
Fördert: **Harmonie, Ruhe, innerer Frieden**
Wirkt auf: **Herz, Blase, Nieren, Galle**
Wirkt gegen: **Krämpfe, Stimmungsschwankungen, Depressionen, Aggressivität**

Chrysoberyll

Farbe: **gelb, goldgelb, grüngelb, bräunlich**
Fördert: **Entgiftung, Zuversicht**
Wirkt auf: **Augen, Nervensystem, Leber**
Wirkt gegen: **Ängste**
Bemerkung: **Leider ist der Chrysoberyll im Handel selten zu bekommen und wenn, dann meist als sehr kleiner, relativ teurer Stein.**

Chrysokoll

Farbe: **grün, blaugrün bis türkis (auch blau)**
Härte: **2–4**
Fördert: **Entspannung, Ausgleich, Gefühlsregungen, Verständnis, Liebe zur Natur**
Wirkt auf: **Halsbereich, Halswirbelsäule, Hormonhaushalt**
Wirkt gegen: **Nacken- und Schulterverspannungen, Entzündungen, Krämpfe, Fieber**

Die grüne bis türkisblaue Farbe des Chrysokoll belebt unser Gefühlsleben und lässt uns harmonischer mit der Umwelt und uns selbst umgehen. Der Stein beschert uns einen klaren Kopf und fördert das Vertrauen in die eigenen Fähigkeiten.
Seine feine Energie löst Blockaden und Verkrampfungen im Bereich des Halses und der Schultern. Hier wirkt ein Chrysokoll-Anhänger unterstützend. Der Chrysokoll hat einen positiven Einfluss auf den Hormonhaushalt und

hilft mitunter gut bei Drüsenstörungen. Zudem hilft er bei fiebrigen Krankheiten, das Fieber zu senken.

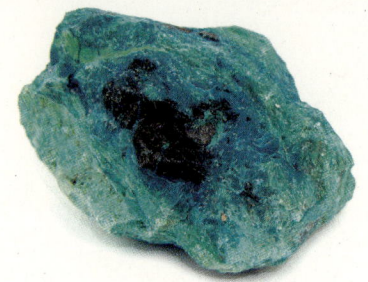

Chrysokoll

Chrysopras

Familie: **Quarz-Gruppe**
Farbe: **hellgrün, apfelgrün bis dunkelgrün**
Härte: **6,5–7**
Fördert: **Ruhe (besonders bei hyperaktiven Kindern), Ausgeglichenheit, positives Denken, Entspannen, Entgiftung**
Wirkt auf: **Herz**
Wirkt gegen: **Nervosität, Unruhe, Blockaden, Unfruchtbarkeit, Minderwertigkeits- und Schuldgefühle**

Der Chrysopras wirkt in vielen Bereichen sehr entspannend, löst Verkrampfungen auf und vermittelt einen positiven Blick auf die Welt. Vor allem bei lange unerfülltem Kinderwunsch ist der Chrysopras ein wahrer Meister, um Blockaden aufzulösen.
Auch überaktiven Kindern verhilft der Stein zu mehr Ruhe und Ausgeglichenheit. Obendrein stärkt er das Herz,

wirkt im körperlichen und seelischen Bereich entgiftend und vertreibt Minderwertigkeits- und Schuldgefühle.

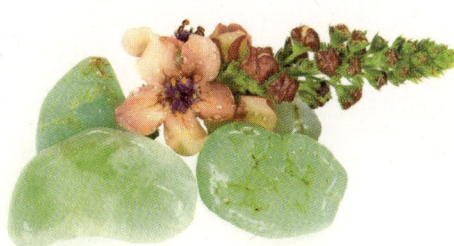

Chrysopras

Chytha (Jade-Art)
Farbe: **hellgelb bis gelbgrün**
Fördert: **Freude, Inspiration**
Wirkt auf: **Blase, Nieren**
Wirkt gegen: **Depressionen**

Citrin (gebrannter Amethyst)
Familie: **Quarz-Gruppe**
Farbe: **hellgelb bis rotbraun**
Härte: **7**
Fördert: **Stoffwechsel, Lebensfreude**
Wirkt auf: **Solarplexus, Verdauung, Bauchspeicheldrüse**
Wirkt gegen: **Diabetes, Stress, Ängste, Depressionen**

Der Citrin ist im Handel meist als gebrannter Amethyst zu bekommen. Allerdings unterscheiden sich die Wirkungen eines gebrannten Amethysts und die eines natürlichen Citrins nicht sehr stark. Nur im feinstofflichen Bereich wirkt der natürliche Citrin etwas harmonischer.

Der Citrin bringt durch seine gelbe bis orangerote Farbe mehr Freude und positives Denken in unser Leben, daher eignet er sich sehr gut, um Depressionen abzubauen. Ebenso stärkt er die Lebenskraft und beseitigt Stress, Unruhe und Ängste.

Bei Diabetes und Erkrankungen der Bauchspeicheldrüse ist der Citrin ebenfalls sehr hilfreich. Um Probleme zu vermeiden, sollte bei Diabetes immer genau auf die Zuckerwerte geachtet werden, und nur nach Rücksprache mit dem Arzt darf an der Medikation etwas geändert werden. Der Stein kann bei solch lebensbedrohlichen Erkrankungen nur unterstützend wirken!

Der Citrin fördert die Verdauung, ebenso aktiviert er die Bauchspeicheldrüse und damit den Stoffwechsel.

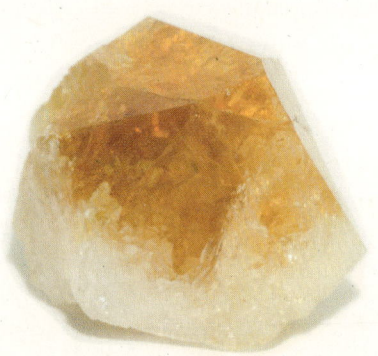

Citrin

Citrinocalcit (Honigcalcit)
Farbe: **gelborange bis bräunlich**
Wirkt auf: **Solarplexus, Stoffwechsel, Knochen, Zähne, Gelenke**

Coelestin
Farbe: **hellblau bis weiß (klar)**
Fördert: **Harmonie, Freude, Zuversicht, Treue, Fähigkeit zur Meditation**
Wirkt gegen: **Wunden (auch seelische), Ängste, Depressionen, schlechte Stimmung**

Cyanit/Disthen
Farbe: **hellblau bis dunkelblau, grau (auch schwarz)**
Fördert: **Ruhe, Fähigkeit zur Meditation, Gelassenheit**
Wirkt auf: **Nervensystem**
Wirkt gegen: **schwere Last, Zwänge**

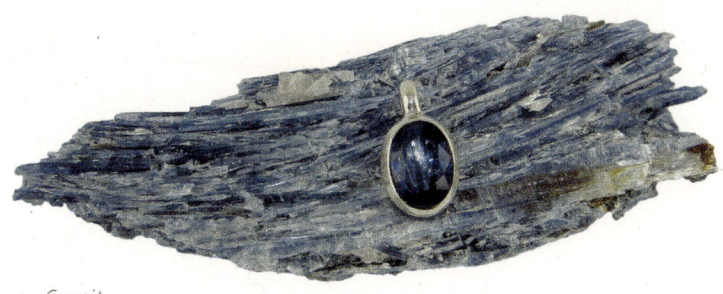

Cyanit

Dalmatinerstein

Farbe: hellgrau, gelblich, mit schwarzen Punkten
Fördert: Freude, Kreativität, Ausgleich, Auflockerung, Nervensystem
Wirkt gegen: Unmut, Verzagen

Dendritenachat/Dendritenquarz

Farbe: Die moosartigen Einschlüsse sind meist schwarz bis bräunlich, der umgebende Achat oder Quarz ist cremefarben milchig bis klar.
Fördert: Ausgewogenheit, Ruhe
Wirkt auf: Magen-Darm-Bereich, Verdauung, Stoffwechsel

Diamant

Farbe: weiß, gelblich, bläulich, klar
Fördert: Klarheit, Erkenntnis, Ausgleich
Wirkt auf: Nervensystem, Gehirn
Wirkt gegen: Angst, Depressionen, Epilepsie, Schlaganfall, Geiz, Eifersucht

Diopsid

Farbe: grün
Fördert: Harmonie, Hormonhaushalt, Vitalität, Fähigkeit zu verzeihen
Wirkt auf: Nieren

Dioptas

Farbe: **intensives Grün bis Dunkelgrün**
Fördert: **Selbstbewusstsein, Kreativität**
Wirkt auf: **Leber**
Wirkt gegen: **Verkrampfungen**

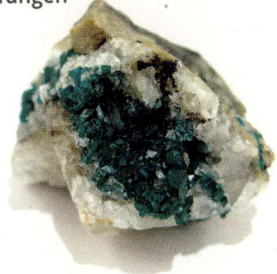

Dioptas

Dolomit rosa

Farbe: **cremefarben, gelblich, rosa, farblos**
Fördert: **Ruhe, Zuversicht**
Wirkt auf: **Herz, Knochen, Gelenke**
Wirkt gegen: **Krämpfe, Verspannungen, Muskelkater**

Doppelspat

Farbe: **weißlich, klar bis leicht gelblich**
Besonderheit: **Der Doppelspat, eine Calcit-Variante, hat als Besonderheit seinen doppelten Lichtbrechungseffekt. Dieser sorgt dafür, dass jedes Objekt, das durch den Stein betrachtet wird, doppelt erscheint.**
Fördert: **Lernbereitschaft**
Wirkt auf: **Knochen, Knochenaufbau, Zähne, Gelenke**
Wirkt gegen: **Arthritis, Osteoporose**

Dumortierit
Farbe: **blau, schwarzblau, gräulich**
Fördert: **Zuversicht, Lebenslust, Harmonie, geistige Kraft, Selbstvertrauen, Gelassenheit**
Wirkt gegen: **Angst, Kopfschmerz**

Eisenkiesel
Farbe: **rotbraun bis rot**
Fördert: **Durchblutung, Aktivität, Kreativität, Kraft, Energie, Lebensfreude**
Wirkt auf: **Kreislauf**

Eldarit (Kabamba-Jaspis)
Farbe: **hell bis schwarz-grün mit runden und kreisförmigen Einlagerungen**
Fördert: **Kreativität, Schutz vor schlechten Einflüssen**
Wirkt auf: **Haut**
Wirkt gegen: **Erkältungen und Grippe**

Falkenauge
Farbe: **schwarz bis leicht bläulich, mit schimmernden Streifen**
Fördert: **Sehkraft, Entscheidungskraft**
Wirkt auf: **Augen**
Wirkt gegen: **Nervosität**

Fensterquarz/Skelettquarz/Elestial

Farbe: farblos, klar, weißlich bis rauchbraun
Fördert: Wahrnehmung, Mut zum Neuanfang, Kreativität
Wirkt bei: körperlichen und seelischen Wunden
Bemerkung: Der Fensterquarz ist ein Bergkristall oder Rauchquarz, der fehlerhaft ausgebildete Kristallflächen aufweist, die meist Vertiefungen oder sogenannte fensterartige Flächen haben.

Der Fensterquarz ist nicht zu verwechseln mit dem Fensterkristall, der eine besonders ausgeprägte Kristallfläche besitzt.
Der Fensterquarz birgt in sich das Geheimnis des Ursprungs und fördert somit unser Bewusstsein und das Gefühl für spirituelle Dinge.

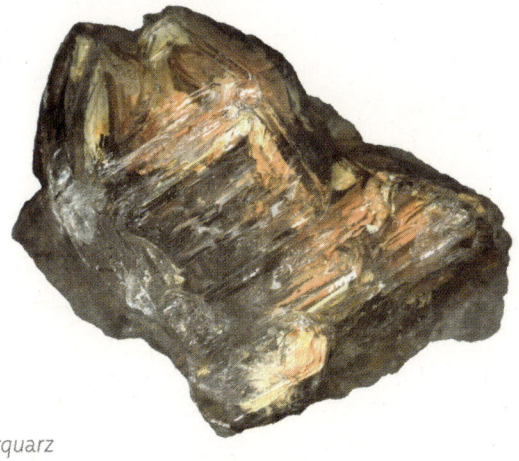

Fensterquarz

Feuerachat

Farbe: **braun bis rötlich-beige, mit goldgelben bis bunten Reflexionen**
Fördert: **Harmonie, Gedächtnis, geistige Reife, Ruhe, Ausgeglichenheit, Stoffwechsel, Zellaufbau, Heilung, Meditation**

Feueropal

Familie: **Quarz-Gruppe**
Farbe: **helles Orangerot bis intensives Rot**
Härte: **5,5–6,5**
Fördert: **Kraft, Energie, Kreativität, Vitalität, Verdauung, Freude**

Der Feueropal stärkt unseren Körper und verleiht ihm Kraft und Vitalität. Besonders Menschen, die im schöpferisch-künstlerischen Bereich tätig sind, verleiht der Feueropal eine Kreativität fördernde Energie. Er baut deprimierte Menschen wieder auf und aktiviert ihre Lebensfreude. Weiterhin fördert er die Verdauung und löst Blockaden im Bereich der Fortpflanzungsorgane.

Feuerstein/Flint

Farbe: **grau, beige, braun bis schwarz**
Fördert: **Ruhe, Kreativität, Hormonhaushalt, Erdung**
Wirkt auf: **Nieren**
Wirkt gegen: **Selbstmitleid, Wasseradern, Erdstrahlen**

Fluorit

Farbe: **meist violett, ansonsten in fast allen Farben**
Härte: **4**
Fördert: **Konzentration, Koordination, Verstand, Gedächtnis**
Wirkt auf: **Knochen, Zähne, Aura**
Wirkt gegen: **Vergesslichkeit**

Der Fluorit fördert das Gehirn bei der Aufnahme und Verarbeitung von Informationen. Er erhöht das Lernvermögen und die Koordination zwischen Gehirn und Bewegungsabläufen.
Der Fluorit stärkt unsere Aura (Ausstrahlungsfeld) und schützt uns damit auch in gewisser Hinsicht vor äußeren Einflüssen. Besonders Menschen, die sehr sensibel sind und die negativen Schwingungen (durch Leid oder Krankheit hervorgerufen) anderer Personen aufnehmen, ist der Fluorit (ebenso wie der schwarze Turmalin oder »Schörl«) sehr hilfreich.

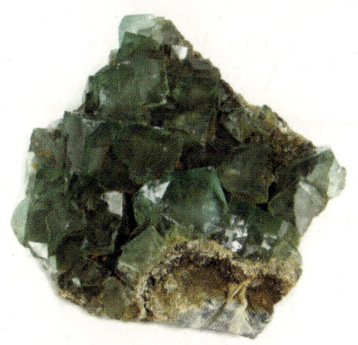

Fluorit

Friedensachat/Weißer Achat

Farbe: weiß bis cremefarben, meist gestreift
Fördert: Ruhe, Harmonie, Geborgenheit, klare Gedanken, inneren Frieden
Wirkt gegen: Unruhe, seelische Belastung

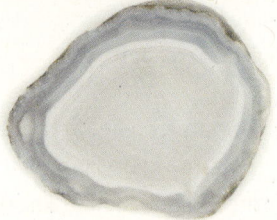

Friedensachat

Fuchsit

Farbe: grün mit schimmernden Glimmerplättchen
Fördert: Freude, Heiterkeit, Lebensfreude
Wirkt auf: Herz

Gagat/Jet

Farbe: schwarz
Fördert: Zuversicht, Selbstverwirklichung, Ausdauer
Wirkt auf: Gelenke, Wirbelsäule
Wirkt gegen: Kummer, Trauer, Rheuma, Blockaden, negative Erlebnisse aus der Vergangenheit

Granat (Almandin/Pyrop)

Bemerkung: Almandine und Pyrope sind Minerale, die zur Gruppe der Granate gehören.

GRANAT (ALMANDIN/PYROP)

Farbe: **rot bis rotbraun (Pyrop), rot, leicht violett (Almandin)**
Härte: **7–7,5**
Fördert: **Energie, Kraft, Ausdauer, Mut, Durchblutung, Sexualität, Willenskraft, Erdung**
Wirkt auf: **Blut (kann den Blutdruck erhöhen), Kreislauf, Fortpflanzungsorgane**
Wirkt gegen: **Müdigkeit, Erschöpfung**

Es gibt sehr viele Granatarten auf dem Markt. Die beiden hier beschriebenen sind im Handel am häufigsten vertreten und unterscheiden sich in ihrer Wirkung nur unwesentlich.
Der Granat ist ein sehr starker und intensiver Heilstein. Er gibt verbrauchte Energie zurück, regt den Kreislauf an, fördert den Blutaufbau und stärkt uns mit Mut und Willenskraft. Ebenso erdet der Granat. Er kann also überschüssige oder negative Energie an den Boden abgeben und hilft somit, die Realität zu bewahren. Bei Müdigkeit und Erschöpfung ist der Granat sehr hilfreich, da er uns wieder Kraft und Aufschwung gibt. Ebenso fördert er die Sexualität und die Durchblutung der Fortpflanzungsorgane.
Einige Menschen reagieren sehr sensibel auf den Granat und seine Fähigkeit, uns mit körperlicher Energie zu versorgen und damit den Kreislauf und die Durchblutung zu fördern. Wird der Stein längere Zeit als Kette getragen, kann es zu Unruhe und Nervosität kommen – muss aber nicht. Es ist bei einem Granat immer ratsam, zuerst

einmal zu prüfen, welche Wirkung der Stein auf einen persönlich hat. Vermeiden Sie am Anfang, den Stein in der Nacht bei sich im Bett zu haben oder ihn als Anhänger zu tragen. Durch sein großes Energiepotenzial kann es zu Schlafstörungen kommen.

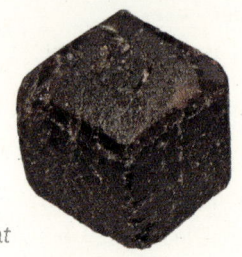
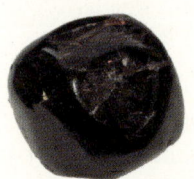

Granat

Grünquarz
Farbe: **hellgrün, grün**
Fördert: **Ruhe, Harmonie, Ausgleich, Entspannung**
Wirkt auf: **Herz**
Wirkt gegen: **Stress, Hektik, Unruhe**

Hämatit
Farbe: **silbern mit Metallglanz, als Rohstein rotbraun bis grauschwarz**
Fördert: **Blutreinigung, Zell- und Blutaufbau**
Wirkt auf: **Leber, Kreislauf, Wunden**
Wirkt gegen: **Verspannungen, Eisenmangel, Narbenbildungen beim Heilungsprozess**

Heliotrop

Familie: **Quarz-Gruppe**
Farbe: **dunkelgrün mit roten bis beigen Tupfen (Flecken)**
Härte: **6,5–7**
Fördert: **Immunsystem, Lebenskraft, Stoffwechsel**
Wirkt auf: **Herz, Blase, Nieren, Leber, Galle**
Wirkt gegen: **Gicht, Gallensteine, Gereiztheit, Unruhe, Nervosität, Überlastung**

Dem Heliotrop wurden im Mittelalter magische Kräfte zugesprochen, da man glaubte, dass die roten Punkte im Stein Blutstropfen Christi wären. Die heilige Hildegard von Bingen bevorzugte den Heliotrop bei Herzbeschwerden.
Der Stein lindert die unterschiedlichsten Probleme mit dem Herzen, stärkt die Blase und hilft bei chronischen Blasenerkrankungen. Die Nierentätigkeit wird durch den Heliotrop ebenfalls gefördert und damit die Ausscheidung der Harnstoffe und anderer Giftstoffe angeregt. Der Heilstein hilft bei Gicht, fördert den Stoffwechsel, reinigt und regeneriert die Leber, Galle und Milz.
Der Heliotrop bringt die Funktionen des gesamten Körpers nach verschiedenen Arten von Störungen wieder in Einklang, was sich positiv auf das Immunsystem des Organismus und die gesamte Abwehrkraft des Körpers auswirkt. Weiterhin fördert er die ausgewogene und gesunde Ernährung und stärkt dadurch auch die Lebenskraft und die Vitalität.

Herkimer (Diamant)

Farbe: klar, manchmal mit eingewachsenen schwarzen Nadeln (Goethit)
Fördert: geistige Kraft, Klarheit, Vitalität, Ausgleich
Wirkt auf: Nervensystem, Kreislauf
Wirkt gegen: Blockaden, Stress, Verkrampfungen, Tumor
Bemerkung: Der Herkimer ist kein Diamant, sondern eine besondere Kristallform des Bergkristalls (doppelendig, kurzprismatisch). Seinen Namen hat er wegen des Fundorts: Herkimer County (USA, Staat New York). Durch seine außergewöhnliche Form und sein prächtiges klares Licht verfügt er über besonders starke Heilkräfte (→ Seite 54).

Howlith

Farbe: weiß mit grauen bis schwarzen Adern
Fördert: Entschlackung
Wirkt gegen: Wut, Aggressionen, Blockaden, Wasseransammlungen, Krämpfe
Bemerkung: Der blaue oder türkisfarbene Howlith, den es im Handel gibt, wurde gefärbt und ist leicht mit dem Türkis zu verwechseln.

Iolith/Cordierit/Wassersaphir

Farbe: graublau bis blau
Fördert: das Dritte Auge, Fähigkeit zur Meditation, Verdauung
Wirkt gegen: Depressionen, Ängste, Stress

Jade/Jadeit

Farbe: **hell bis dunkelgrün**
Härte: **6,5–7**
Fördert: **Harmonie, Ausgleich**
Wirkt auf: **Nervensystem, Herz, Blase, Nieren**
Wirkt gegen: **Unwohlsein, Unruhe, Hektik, Nierensteine**

Die grüne Jade bringt uns Ruhe, Harmonie, Entspannung und Ausgewogenheit und befreit somit von Stress, Hektik und innerer Unruhe. Weiterhin hilft sie bei Herzbeschwerden, die durch Aufregung und Stress verursacht wurden. Die Jade stärkt das Herz, die Blase und das gesamte Nervensystem. Bei Blasenentzündungen ist die Jade in Kombination mit dem Malachit sehr hilfreich. Bei Nierensteinen und -koliken ist sie schon seit dem Altertum für ihre hilfreichen Dienste bekannt.

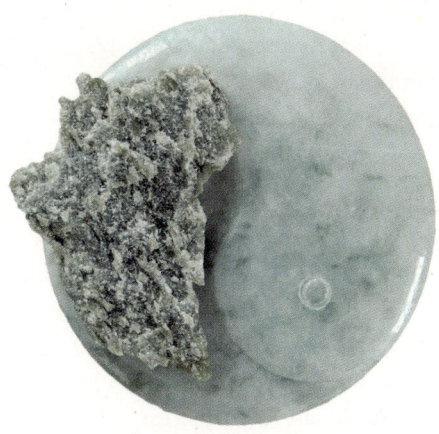

Jade

Jaspis rot (Breckzienjaspis)

Familie: **Quarz-Gruppe**
Farbe: **rot bis dunkelrot, beim Breckzienjaspis mit hellen bis dunklen Einlagerungen (zum Teil grau bis braun), undurchsichtig**
Härte: **7**
Fördert: **Verdauung, Erdung**
Wirkt auf: **Magen, Darm, Leber, Energie, Kreislauf, Schwangerschaft, Geburt, Geschlechtsorgane**
Wirkt gegen: **Blähungen, Verstopfung, Menstruationsbeschwerden, leichte negative Schwingungen und Energien**
Bemerkung: **Durch kurzzeitiges Auflegen können auch Herzbeschwerden gelindert werden (Herzrhythmusstörungen).**

Der rote Jaspis und der Breckzienjaspis, ein mit Quarzadern durchzogener (durchbrochener) Jaspis, haben eine erdende Wirkung und stärken dadurch den Mut und das Selbstvertrauen. Im Altertum wurde der Jaspis als Schutzstein zur Abwehr von »Hexen« benützt. Heute wird der rote Jaspis bei Verdauungs- und Darmproblemen angewendet. Legt man den Jaspis auf den Bauch, bringt er die geschädigte Darmflora wieder in Ordnung. Auch bei Blähungen (vor allem bei Babys) hat der Jaspis schon vielen geholfen. Ebenso wirkt er unterstützend bei der Regeneration einer geschädigten Leber.
Für eine schwangere Frau ist der Jaspis ein hilfreicher Stein, der die Probleme in der Schwangerschaft lindert

und die Geburt erleichtert. Der Jaspis versorgt uns mit mehr körperlicher Energie und stärkt damit auch den Kreislauf. Zudem hilft er gegen Menstruationsbeschwerden.
Bei Herzrhythmusstörungen kann ein roter Jaspis für kurze Zeit auf das Herz aufgelegt werden (bis er warm geworden ist). Vorsicht: Es kann zu Blutdruckerhöhung kommen!

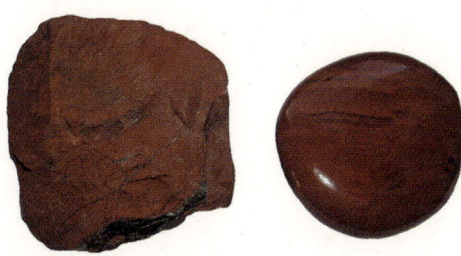

Jaspis rot

Karneol
Familie: **Quarz-Gruppe**
Farbe: **bräunlich, hellorange bis rot, zum Teil durchscheinend**
Härte: **7**
Fördert: **Verdauung, Stoffwechsel, Kreativität, Vitalität, Entgiftung, Erdung**
Wirkt auf: **Darm, Leber, Unterleib, Kreislauf**
Wirkt gegen: **Blutverunreinigungen, Rheuma, Heuschnupfen, Nasenbluten**

Der Karneol regt durch seine orange bis rote Farbe die Kreativität, die Vitalität und unseren Tatendrang an. Er vermittelt eine leicht anregende Energie, wodurch auch der Kreislauf aktiviert (reguliert) wird. Ebenso löst er Blockaden im Verdauungssystem und im Unterleib, die oft bei Frauen durch Stress und seelische Belastung hervorgerufen werden. Die Verdauung und der Stoffwechsel werden durch den Karneol ebenfalls angeregt, und seine entgiftende Wirkung entlastet und stärkt die Leber, genauso wird das Blut gereinigt, wodurch auch Rheuma gelindert wird. Bei Heuschnupfen sollte der Karneol als Anhänger getragen werden.

Katzenauge/Rotes Tigerauge

Farbe: **rotbraun, mit golden bis rötlich schimmernden Streifen**
Fördert: **Kreativität, Entscheidungskraft, Konzentration, Wärme, Geborgenheit**
Wirkt gegen: **Unruhe, Unbehagen**
Bemerkung: **Fördert bei Schulkindern die Konzentrationsfähigkeit (jedoch nur bis etwa 11 Jahre).**

Kunzit

Farbe: **klar, farblos bis rosa, hellviolett**
Fördert: **Ruhe, Lebensfreude**
Wirkt auf: **Nervensystem, Herz**
Wirkt gegen: **Schmerzen, Depressionen, Nervenleiden**

Kupfer

Farbe: **kupferrot, grün anlaufend**
Fördert: **Entgiftung, Erdung**
Wirkt auf: **Leber**
Wirkt gegen: **Krämpfe, Menstruationsbeschwerden, Entzündungen, Rheuma**

Labradorit/Spektrolith

Farbe: **dunkelgrau bis leicht grünlich, gelblich, bräunlich, bunt schillernd**
Härte: **6–6,5**
Fördert: **Fantasie, Kreativität, Freude, innere Ruhe, Ausgewogenheit, Fähigkeit zur Meditation**
Wirkt auf: **Nieren**
Wirkt gegen: **Sorgen, Lustlosigkeit, Verzagen**
Bemerkung: **Der Labradorit stärkt die Aura und gibt uns eine Art Glücksgefühl durch sein freudiges Farbenspiel.**

Der Labradorit erweist sich bei genauerem Betrachten als Stein mit einer schillernden Oberfläche. Dieser Effekt wird vor allem bei einem geschliffenen Labradorit und bei Sonnenlicht erkennbar. Diese Farbeffekte können bei Betrachtern ein Glücksgefühl auslösen. Ich fühle mich durch dieses Schimmern immer an mystische Polarlichter erinnert. Der Labradorit fördert durch sein Farbenspiel die Fantasie, Kreativität und Ausgewogenheit, wirkt unterstützend bei der Meditation und gibt innere Ruhe.

Die belebende Energie des Labradorit bewahrt uns vor Sorgen, Verzagen und Lustlosigkeit. Auch Depressionen können durch ihn gelindert werden. Der Labradorit vermag die Aura zu stärken und eine bereits geschädigte Aura wieder aufzubauen, wodurch ihm auch ein Schutz gegen negative Einflüsse zu eigen ist.

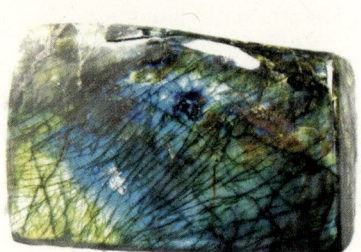

Labradorit

Lamellenobsidian

Farbe: **rauchbraun/schwärzlich; gegen das Licht gehalten, durchscheinend mit lamellenartigen Einlagerungen**
Fördert: **Ruhe, Kreativität, Lebenskraft, Erdung**
Wirkt auf: **Haut**
Wirkt gegen: **Blockaden und seelische Belastungen, alte negative Verhaltensmuster**

Landschaftsjaspis

Farbe: **sandfarben, beige bis braun**
Fördert: **Fantasie, Verdauung, Entspannung, Erholung**
Wirkt auf: **Leber, Haut**

Lapislazuli/Lasurit

Farbe: **blau, dunkelblau, lasurblau**
Härte: **5–6**
Fördert: **geistige Aufnahmefähigkeit, Konzentration, Ehrlichkeit, Vitalität, Hellsichtigkeit, Selbstbewusstsein**
Wirkt gegen: **Hemmungen, Blockaden, Depressionen, Schwellungen, Warzen, hohen Blutdruck**

Der Lapislazuli besitzt eine sehr starke geistige Schwingung, die uns bessere Wahrnehmung, Aufnahmefähigkeit und eine erhöhte Konzentration verschafft. Er öffnet das sogenannte Dritte Auge, fördert damit die Hellsichtigkeit und das spirituelle Wachstum. Der Stein löst Blockaden, die uns noch aus vergangener Zeit belasten, und ist sehr hilfreich bei Stimmungsschwankungen und Depressionen.

Der Lapislazuli kann allerdings für sensible Menschen ungeeignet sein, da er uns die Realität schonungslos vor Augen hält. Dennoch macht uns der Lapislazuli selbstbewusster, um es mit der Welt aufzunehmen. Daher eignet er sich auch für Menschen, die einen Neuanfang im Leben schaffen wollen. Der Lapislazuli lässt Schwellungen schneller abklingen, und er ist sehr hilfreich gegen Warzen.

Oft sind in den Steinen kleine goldene Einschlüsse (Pyrit) zu erkennen. Dies erinnert mich immer an einen Nachthimmel mit Sternen und lässt mich meine Sorgen und Probleme vergessen.

Achtung! Der Lapislazuli wird hin und wieder gefärbt, oder mit Kunstharzen zusammengepresst. Daher sollte man darauf achten, dass sich im Stein kleine weiße Flecken oder kleine goldene Pyrit-Einschlüsse befinden. Dies ist ein Indiz für die Echtheit des Steins.

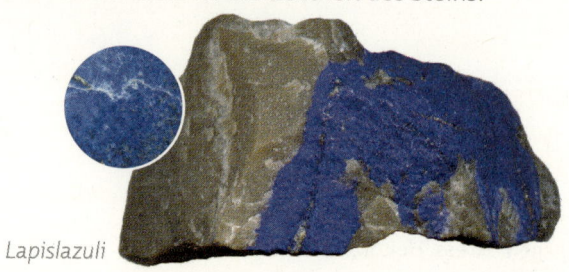

Lapislazuli

Larimar (Atlantis-Stein)
Farbe: **hellblau bis grünlich blau, zum Teil mit weißen Stellen**
Fördert: **Harmonie, Ruhe, Entspannung, Gelassenheit, Selbstheilungskraft**
Wirkt auf: **Gehirn**
Wirkt gegen: **Angst, Blockaden, Depressionen**

Laserquarz
Farbe: **klar bis weißlich trüb**
Besonderheit: **Der Laserquarz ist eine Variante des Bergkristalls, deren seitliche Flächen zur Spitze hin geneigt sind, dadurch fließt mehr Energie durch die Spitze des Kristalls. Diese kann dann gezielt genutzt werden.**

Fördert: energetisches Einrenken von Wirbeln, Akupressuren
Wirkt gegen: starke Blockaden, Verwachsungen, Tumoren
Bemerkung: Beim Umgang mit Laserquarz sollte man vorsichtig sein, da man ein sehr starkes Energiepotenzial in den Händen hält. Bitte nur kurzzeitig verwenden.

Lavendelquarz

Farbe: lavendelfarben, rosaviolett
Fördert: Harmonie, Ruhe, Ausgleich
Wirkt auf: Herz, Wirbelsäule
Wirkt gegen: Stress, Hektik, Gefühlshärte

Leopardenfelljaspis

Farbe: braune bis rötliche Flecken auf Hellgrau bis Beige
Fördert: Auflockerung, Aktivität, Kreativität, Erdung
Wirkt auf: Haut, Leber
Wirkt gegen: Verzagen, Unmut, Lustlosigkeit

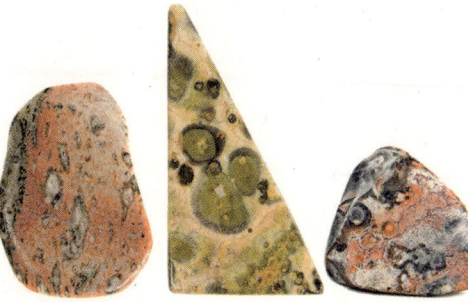

Leopardenfelljaspis

Lepidolith

Farbe: **helles Violett bis Rosa**
Fördert: **Freude, Ruhe, inneren Frieden, Entscheidungskraft, Entgiftung (auch seelische)**

Magnesit

Farbe: **weiß mit grauer Äderung (Marmorierung)**
Härte: **4**
Fördert: **Ruhe, Entspannung, Entschlackung**
Wirkt gegen: **Nervosität, Gereiztheit, Zorn, hohen Cholesterinspiegel, Verspannungen, Krämpfe, Wasseransammlungen, Magnesiummangel, übermäßiges Fettgewebe**
Bemerkung: **Im Handel kommt oft der gefärbte Magnesit (Türkenit) vor. Hierbei handelt es sich allerdings nur um eine Türkis-Imitation.**

Der Magnesit entspannt und entschlackt den Körper durch seinen hohen Magnesiumgehalt, ebenso verringert (verhindert) er Krämpfe und Verspannungen im Muskelbereich und hilft bei Wasseransammlungen. Bei einem erhöhten Cholesterinspiegel kann der Magnesit auch hilfreich sein.
Er zeigt auch gute Wirkung bei gereizten Menschen. Der Magnesit vermittelt uns Ruhe, Geduld und mehr Besonnenheit, um besser auf andere Menschen und deren Meinung eingehen zu können. Zum Entschlacken des Körpers, zur Anregung der Verdauung und zur Unterstüt-

zung beim Abnehmen kann man einen Magnesit, Jaspisrot und einen Bergkristall über Nacht in Wasser oder Mineralwasser legen und das Wasser morgens trinken. Dies kann über den Tag verteilt mehrfach wiederholt werden.

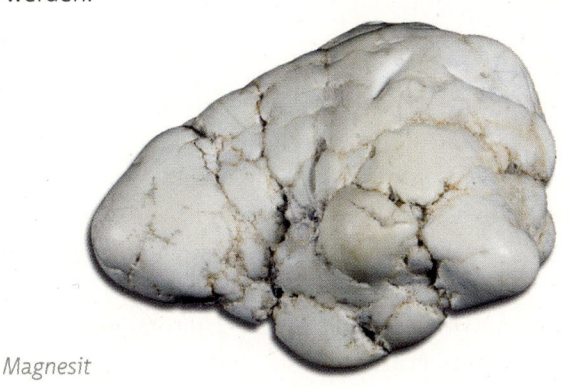

Magnesit

Magnetit
Farbe: **grau bis schwarz, auch bräunlich**
Fördert: **Blutreinigung**
Wirkt auf: **Gelenke**
Wirkt gegen: **Rheuma, Verspannungen, Krämpfe, Blockaden**

Mahagoniobsidian
Farbe: **braun mit schwarzen Flecken**
Fördert: **Erdung**
Wirkt auf: **Magen, Darm, Verdauung, Stoffwechsel, Leber**

Malachit

Farbe: **in Grüntönen gestreift/marmoriert**
Härte: **3,5–4**
Fördert: **Ruhe, Ausgewogenheit, Entgiftung (auch seelische)**
Wirkt auf: **Herz, Leber**
Wirkt gegen: **Entzündungen, Blockaden, Rheuma, Verspannungen, Menstruationsbeschwerden**

Der Malachit, ein Kupfermineral, bringt durch seine verschiedenen Grüntöne Ruhe, Ausgleich und Verständnis in unseren hektischen Alltag und beruhigt bei nervösen Herzbeschwerden.
Bei Verspannungen und Verkrampfungen ist es empfehlenswert, einen Malachit (in Form eines Trommelsteins) auf die entsprechende Stelle aufzulegen oder möglichst nah an der Problemzone zu tragen. Ebenso hilft der Stein gut bei Menstruationsbeschwerden.

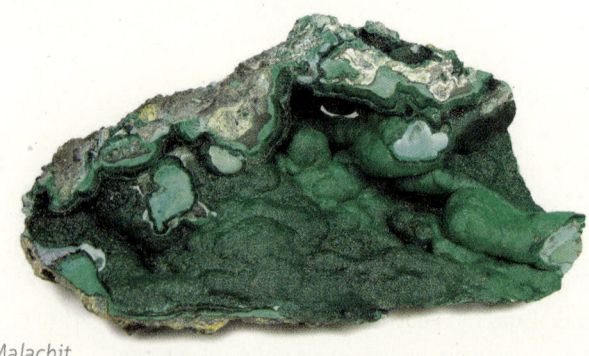

Malachit

Auch bei der Aufarbeitung vergangener Probleme hat der Malachit schon vielen Menschen geholfen, da er nicht nur den Körper entgiftet, sondern auch die Seele. Er sorgt auch für die Stärkung der Leber und lindert Rheuma, Gicht und Entzündungen.

Achtung! Den Malachit nie als Malachit-Wasser oder -Tee trinken. Dies ist gesundheitsschädlich, denn der Malachit ist ein Kupfer-Umwandlungsprodukt (Grünspan).

Manganocalcit

Farbe: **hellrosa bis rosa**
Fördert: **Wundheilung (durch den hohen Mangananteil)**
Wirkt auf: **Knochen, Zähne, Gelenke, Stoffwechsel, Ruhe, Herz**
Wirkt gegen: **Hektik, Knochenerkrankungen, Osteoporose, Knochenbrüche**

Markasit

Farbe: **messinggelb**
Fördert: **Entgiftung, Kraft, Energie**
Wirkt auf: **Leber, Stoffwechsel**
Bemerkung: **Der Markasit ist meistens ein sehr instabiles Mineral, das mit Feuchtigkeit reagiert und leicht zerbröselt. Daher ist er nicht unbedingt als Heilstein geeignet.**

Marmor weiß

Farbe: weiß und weiß mit grauen Äderungen
Fördert: Ruhe, Geduld, Entspannung, Knochenaufbau, Wachstum
Wirkt gegen: Unruhe, zu viele Gedanken

Meteorit (Eisen-/Nickeleisenmeteorit)

Farbe: außen schwarzgrau bis braun; auf geschliffenen Flächen eisengrau bis silbrig mit symmetrischer Struktur
Fördert: geistige Entwicklung, höheres Bewusstsein, Verstand, Verständnis
Wirkt gegen: Blutarmut, Bluterkrankungen, Erdstrahlen, Wasseradern, Eisenmangel

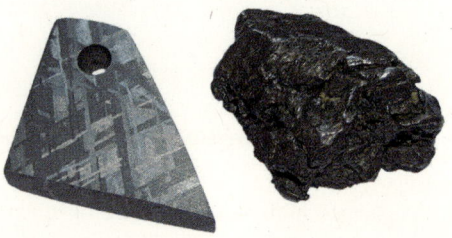

Meteorit

Milchquarz/Schneequarz

Farbe: weiß
Fördert: Harmonie, Ruhe, Frieden, Ausgeglichenheit, klares Denken, Treue, Vitalität

Eine besondere Wirkung kann man erzielen, indem man eine Apachenträne mit einem Milchquarz-Trommelstein zusammen anwendet. Dabei erhält man eine Art Yin-Yang-Energie, die ausgleichend wirkt und Frieden und Treue in eine Partnerschaft (Familie) bringt.

Moldavit

Farbe: **grün (flaschengrün), durchscheinend, mit narbiger Oberfläche**
Fördert: **Hellsichtigkeit, Fähigkeit zur Meditation, Kreativität**
Wirkt gegen: **Materialismus, der Moldavit lässt uns bewusst werden, dass die Erde nur ein kleiner Punkt im Weltall ist. Er vermittelt uns, dass wir mit unseren geistigen Kräften mehr Positives erreichen können.**

Mondstein

Farbe: **farblos, weißlich, cremegelb bis hellorange, bläulich, grau**
Besonderheit: **Bei geschliffenen Steinen ist meist ein helles oder blaues Schimmern zu erkennen.**
Härte: **6–6,5**
Fördert: **Harmonie, Ruhe, Gefühle, Fähigkeit zur Meditation**
Wirkt gegen: **Hormonstörungen, Menstruationsbeschwerden, Gefühlshärte, Mondsüchtigkeit**
Bemerkung: **Der blau schimmernde Mondstein eignet sich besonders für Meditation und Entspannung.**

Der Mondstein beruhigt unsere gestressten Nerven und lässt uns ruhiger, harmonischer und geduldiger werden. Er hilft sehr, uns selbst kennenzulernen und in uns zu gehen. Er eignet sich daher gut zur Meditation. Gefühlsharten Menschen hilft der Mondstein, mehr positive Dinge im Leben zu erkennen. Ebenso fördert er das Mitgefühl und bringt uns mehr Geduld und Verständnis für andere Menschen.

Der Mondstein wirkt krampflösend bei Menstruationsbeschwerden und sorgt für Entspannung im geistigen und körperlichen Bereich.

Bei Menschen, die im Mondzyklus Probleme haben (z. B. bei Vollmond), schlechter schlafen oder mondsüchtig sind, kann der Mondstein sehr hilfreich sein. Dabei sollte man einen Stein ans Bett legen oder als Anhänger tragen.

Der blau schimmernde Mondstein fördert unser geistiges Potenzial und stärkt den Einfallsreichtum. Ebenso macht er uns erfahrener (reifer) und fördert die Wahrnehmung und die Hellsichtigkeit.

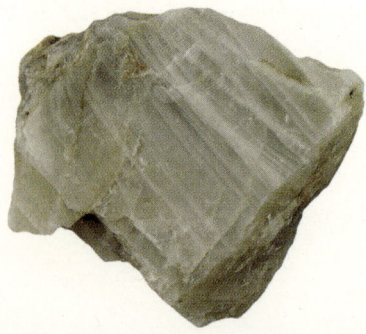

Mondstein

Mookait

Familie: **Quarz-Gruppe**
Härte: **6,5–7**
Farbe: **hellgelb bis dunkel karminrot, zum Teil auch weiß, beige**
Fördert: **innere Ausgewogenheit, Aktivität, Kreativität, Vitalität (Abenteuerlust)**
Wirkt gegen: **Entzündungen, Vereiterungen, Akne**

Der Mookait ist eine Jaspisart, die in Australien gefunden wird. Er zeichnet sich besonders durch ein wunderschönes Farbenspiel aus, das von weißlich, gelb und beige bis ins dunkle Karminrot geht. Besonders Künstler schätzen den Mookait sehr, da er die Kreativität fördert, inspirierend wirkt und die Fantasie in uns weckt. Der Mookait fördert unseren Tatendrang und kann somit auch über leichte Depressionen hinweghelfen. Für Menschen, die einen Anstoß brauchen, um etwas zu unternehmen, ist der Mookait genau der richtige Stein. Bei Entzündungen ist es empfehlenswert, den Mookait in der Nähe der Problemstelle aufzulegen oder nahe bei sich zu tragen.

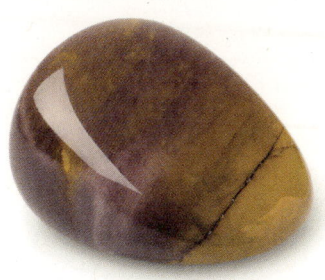

Mookait

Moosachat grün

Familie: **Quarz-Gruppe**
Härte: **6,5–7**
Farbe: **farblos mit dunkelgrünen moosähnlichen Einlagerungen, in seltenen Fällen auch rötlich; bei Licht durchscheinend**
Fördert: **Zuversicht, Kreativität, Erholung, Darmflora, Liebe zur Natur, bessere Wahrnehmung der Umwelt**
Wirkt gegen: **Pilze und Viren**

Der Moosachat verstärkt die Wahrnehmung, wodurch er uns ein Natur- und Umweltverständnis vermittelt. Ebenso sorgt er für mehr Zuversicht und vertreibt Ängste, die durch zu viele Gedanken und Sorgen hervorgerufen werden. Der Moosachat lindert Erkrankungen, die durch Pilze und Viren entstehen. Bei Pilzerkrankung, Bakterien und Viren im Verdauungs- und Ausscheidungsbereich empfiehlt es sich, einen Moosachat über Nacht ins Wasser zu legen und später das Wasser zu trinken. Der Moosachat fördert die Tatkraft und die Kreativität. Er hilft uns, den Alltagsstress schneller zu vergessen, und fördert die Erholung von Stress, Hektik und Erschöpfung.

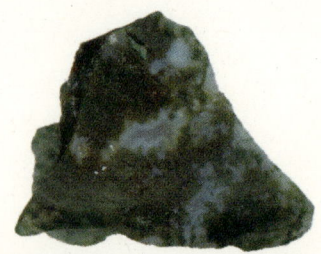

Moosachat grün

Moosachat rosa

Farbe: **gelblich bis rosa**
Fördert: **Verdauung, Entschlackung, Ruhe**
Wirkt auf: **Darm**
Wirkt gegen: **schlechte Erinnerungen, inneres Unbehagen**

Moqui Marbles

Farbe: **braun**
Fördert: **Ruhe, Ausgewogenheit, Gleichgewicht, Freundlichkeit, Harmonie**
Wirkt auf: **Nervensystem**
Bemerkung: **Ein Moqui-Marbles-Paar bringt durch seinen Energiefluss (zwischen »Männlein« und »Weiblein«) Ruhe und Gleichgewicht in unseren Körper und löst damit auch Blockaden im Nervensystem auf. Sie sind mit den Bojis® (Pop Rocks) vergleichbar, die ähnlich wirken, nur etwas stärker und schneller.**

Die Moqui Marbles und Pop-Rock-Paare (Bojis®) haben eine heilende und ausgleichende Energie. Diese wird besonders gefördert, wenn wir die Steine gut behandeln (streicheln). Bei den Moqui Marbles und Bojis® spricht man oft von lebenden Steinen, denn wenn man sie in den Händen hält, verspürt man Wärme, einen stärkeren Pulsschlag oder einen starken Energiefluss (wer allerdings starke Blockaden hat, kann diese Energie nur leicht oder gar nicht spüren). Man trennt die Moqui-Marbles-

Paare und Bojis® (Pop-Rock-Paare) in männliche und weibliche Steine. Die männlichen Steine sind bei den Moqui Marbles meist unrund (linsenförmig), die weiblichen sind dagegen fast kugelförmig.

Bei den Bojis® (Pop-Rock-Paare) sind die männlichen rauer und haben in den meisten Fällen noch würfelige Kristalle wie beim Pyrit. Die weiblichen Steine sind dagegen feiner (zarter).

Die Unterteilung in männliche und weibliche Steine ist meiner Meinung nach folgendermaßen zu verstehen: Männliche und weibliche Energie bedeuten so viel wie ein Plus- und Minuspol, wobei eine Art von Energie zwischen diesen zwei Polen (Steinen) fließt. Die männlichen Steine sollten auf der schwächeren oder erkrankten Seite des Körpers aufgelegt bzw. getragen werden, die weiblichen Steine auf der entgegengesetzten Seite.

Falls sie einmal verwechselt werden, ist dies aber nicht weiter schlimm. Die Steine können auch in der Hand oder in der Hosentasche getragen werden. Bei den Moqui Marbles gibt es zudem noch Zwitter-Steine. Auch können zwei weibliche oder zwei männliche Moquis kombiniert werden.

Beide Steine mögen es nicht gerne, wenn man sie einsperrt oder längere Zeit nicht mehr beachtet. Sie benötigen unsere Zuneigung, denn wir aktivieren ihre Energie, wenn wir sie in den Händen halten. Moqui Marbles und Bojis® schätzen auch andere Heilsteine, ebenso die Sonne und das Vollmondlicht.

Schon die Indianer kannten und nutzten die positive Energie der Moqui Marbles und Bojis®. Moqui kommt aus der Indianersprache und bedeutet soviel wie »treuer Liebling«.

Moqui Marbles und Bojis® entwickeln nur paarweise ihre ideale Energie und schützen vor negativen Einflüssen. Sie lösen Blockaden in unserem Körper, sorgen für einen geregelten Energiefluss und damit auch für ein psychisches wie körperliches Gleichgewicht. Beide unterstützen den Heilungsprozess nach einer Krankheit oder Operation und geben uns neue Kraft.

Beide Steine vermitteln uns eine Energie der Nächstenliebe und Freundlichkeit. Der Unterschied zwischen den Moqui Marbles und den Bojis® liegt darin, dass die Bojis® stärker sind und Blockaden schneller auflösen. Die Moqui Marbles hingegen haben eine feinere, sanftere Schwingung und vermitteln dadurch mehr Liebe und Zärtlichkeit.

Auch bei Tieren und Pflanzen zeigen die Steine eine positive Wirkung.

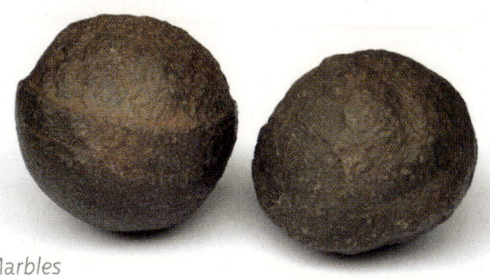

Moqui Marbles

Morganit/Rosa Beryll
Farbe: **hellrosa, rosa**
Fördert: **Entspannung, Ruhe, Mitgefühl, Freundlichkeit, Geduld, Einsicht, Vertrauen**
Wirkt auf: **Herz, Nervensystem**
Wirkt gegen: **Stress, Nervosität**

Muskovit
Farbe: **farblos, silbergrau, rosa**
Fördert: **Ruhe**
Wirkt auf: **Herz**
Wirkt gegen: **Zittern, seelische Unruhe (zu viele Gedanken)**

Nephrit (Jade-Art)
Farbe: **grün, dunkelgrün, fleckig**
Fördert: **Ruhe, Harmonie, Ausgeglichenheit, Kreativität, Entgiftung**
Wirkt auf: **Nieren, Blase, Herz**
Wirkt gegen: **Hektik und Unruhe, Gicht, Nierensteine**

Nuumit (aus Grönland)
Farbe: **schwarz mit bunt schillernden Einlagerungen**
Fördert: **Lebenskraft, Erdung, Ausgleich, Loslassen**
Wirkt gegen: **Blockaden, Burnout-Syndrom**
Bemerkung: **Im Nuumit steckt die Ur-Information der Erde.**

Obsidian schwarz

Farbe: **schwarz**
Fördert: **Lebenskraft, Erdung**
Wirkt gegen: **Blockaden, Angst, Schock**

Onyx schwarz

Farbe: **schwarz**
Fördert: **Selbstbewusstsein, Durchsetzungsvermögen**
Wirkt auf: **Immunsystem, Ohren**

Onyx-Marmor

Farbe: **weiß, gelblich, grün, braun, gebändert**
Fördert: **Wachstum, Behaglichkeit, Entspannung**
Wirkt auf: **Knochen, Zähne**
Wirkt gegen: **Knochenerkrankungen, Knochenbrüche, Unruhe**
Bemerkung: **Der Onyx-Marmor besteht aus Ablagerungen von Calcit und Aragonit.**

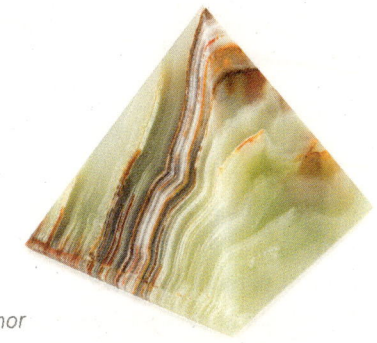

Onyx-Marmor

Opal/Boulderopal

Familie: **Quarz-Gruppe**
Farbe: **in verschiedenen Farben schimmernd**
(→ rot, Feueropal Seite 72)
Härte: **5,5–6,5**
Fördert: **Freude, Lebenslust, Gelassenheit, Kreativität**
Wirkt gegen: **Hemmungen, Depressionen**

Der Opal ist ein Edelstein, der durch sein Farbenspiel Freude und Gelassenheit bringt. Er sorgt auch dafür, dass man sich zur gegebenen Zeit gehen lassen kann und das Kindliche in sich zulässt. Dadurch wird der Energiefluss in unserem Körper angeregt, was auch Blockaden, Hemmungen und Depressionen löst. Meine Erfahrung ist, dass der Opal das Wohlbefinden stärkt und den Alltag ein wenig vergessen lässt.

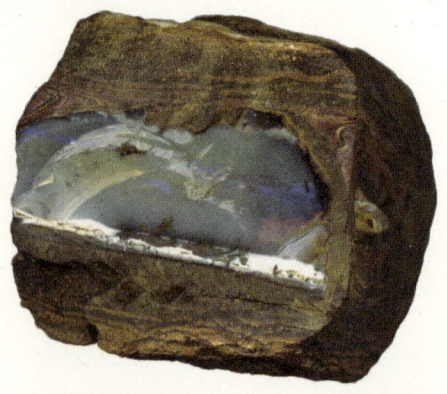

Opal

Opalit/Moosopal

Farbe: **gelb, beige bis dunkelgrau, mit dunklen Verästelungen**
Fördert: **Ruhe, Ausgleich, Entspannung, Erdung, Schlaf**
Wirkt gegen: **Unruhe, Hektik**

Orangencalcit

Farbe: **hell- bis dunkelorange**
Fördert: **Freude, Wärme**
Wirkt auf: **Knochen, Gelenke, Zähne, Solarplexus**
Wirkt gegen: **Lustlosigkeit, Depressionen**

Der Orangencalcit bringt uns durch seine intensive und strahlende gelborange Farbe behagliche Wärme, Freude und Zuversicht. Dadurch kann er Depressionen entgegenwirken, vor allem der sogenannten Winterdepression. Ebenso löst er Blockaden im Solarplexus-Bereich. Wie alle anderen Calcite stärkt er auch Knochen und Zähne.

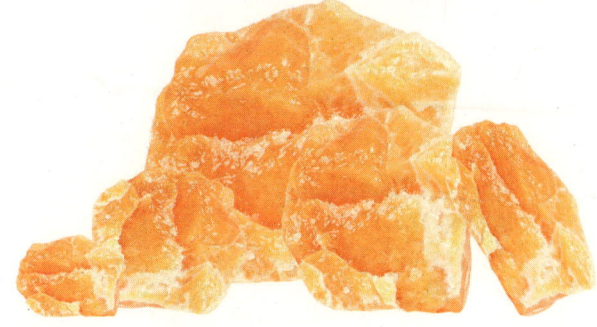

Orangencalcit

Padparadscha/Gelber Saphir
Farbe: orange sowie helles bis intensives Gelb
Fördert: Aktivität, Inspiration und Initiative
Wirkt gegen: Stress, Geiz, Gier, Wahnvorstellungen

Paua-Muschel/Seeopal
Farbe: silbergrau, bunt schillernd
Fördert: Freude, Ruhe, meditative Praxis
Wirkt gegen: Muskelkater, Muskelverspannungen

Peridot/Olivin/Chrysolith
Farbe: olivgrün, grün
Fördert: Entgiftung
Wirkt auf: Haut, Herz, Leber, Stoffwechsel
Wirkt gegen: Schuldgefühle, Ärger, Akne, Warzen

Perlen/Süßwasserperlen/Perlmutt
Farbe: weiß, rosa, gelblich, silbrig, bläulich, bis schwarz
Fördert: Harmonie, Ruhe, Entspannung
Wirkt auf: Knochen, Zähne, Hormonhaushalt, Haare
Wirkt gegen: Blockaden, seelische Belastungen
Bemerkung: Die Perle ist kein Mineral, sondern eine Ablagerung von Austern und Muscheln. Dennoch besitzt sie einen wichtigen Mineralstoff (Calcium) und das tierische Produkt Conchyn.

Petalit

Farbe: **weiß bis hellrosa**
Fördert: **Ruhe**
Wirkt auf: **Herz**
Wirkt gegen: **Ängste, verletzte Psyche**

Phantomquarz

Farbe: **klar, meist völlig farblos mit schattenartigen Einlagerungen**
Fördert: **Erweiterung des geistigen Horizonts, Aufnahmefähigkeit**
Wirkt gegen: **negative Erlebnisse aus der Kindheit, Ängste, Unsicherheit**
Bemerkung: **Der Phantomquarz ist ein Bergkristall, in dem frühere Wachstumsformen durch Ablagerung anderer Mineralstoffe (häufig Chlorit) sichtbar wurden. Der Phantomquarz ist dem Bergkristall in der Wirkung sehr ähnlich.**

Polychromjaspis (aus Madagaskar)

Farbe: **fast alle möglichen Farbkombinationen; häufig braun, grün, weiß, grau, gelb, rosa; die Farben sind meist ineinander verschwommen, haben aber auch wieder klar abgestufte Grenzen zueinander.**
Fördert: **Kreativität, Fantasie, Inspiration, Fähigkeit zur Meditation, Immunsystem, Entgiftung des Körpers und des Geistes auf energetische Art**

Popjaspis

Farbe: **hellgrau, beige, bräunlich, gelblich, gefleckt**
Fördert: **Auflockerung, Zuversicht, Kraft**
Wirkt auf: **Leber, Galle, Blase, Nieren**
Wirkt gegen: **Muskelverspannungen, Stoffwechsel**

Pop Rocks (→ Bojis®, Seite 57)

Prasem

Farbe: **grün bis lauchgrün**
Fördert: **Herz, Ruhe, Ausgeglichenheit**
Wirkt gegen: **Nervosität, Stress, Unruhe, Zorn, Wut, Schmerzen, Verbrennungen**

Prasiolith/Grüner Amethyst

Farbe: **lauchgrün**
Fördert: **Ruhe, Entscheidungskraft, Ausgeglichenheit**
Wirkt auf: **Herz, Haut**
Wirkt gegen: **Stress, Hektik, Nervosität, Verspannungen**

Prehnit

Farbe: **hellgrün bis gelblich grün**
Fördert: **Aufnahmefähigkeit, Lernbereitschaft, Entspannung**
Wirkt gegen: **Stress, negative Erinnerungen**

Pyrit/Katzengold

Farbe: **messinggelb bis silbrig**
Fördert: **Freude, Kreativität, Ehrlichkeit, Bewusstsein**
Wirkt gegen: **Frustration, Depressionen**

Pyritsonne

Farbe: **messinggelb bis silbrig**
Fördert: **Energie, Vitalität**
Wirkt auf: **Solarplexus**
Wirkt gegen: **Schmerzen, Erschöpfung, Müdigkeit, Abgespanntheit**
Bemerkung: **Eine Pyritsonne kann zum Energie tanken auf den Solarplexus-Bereich aufgelegt werden. Bitte nicht länger als 10–20 Minuten, da man sonst überladen werden kann, was Unruhe und Hektik zur Folge hat.**

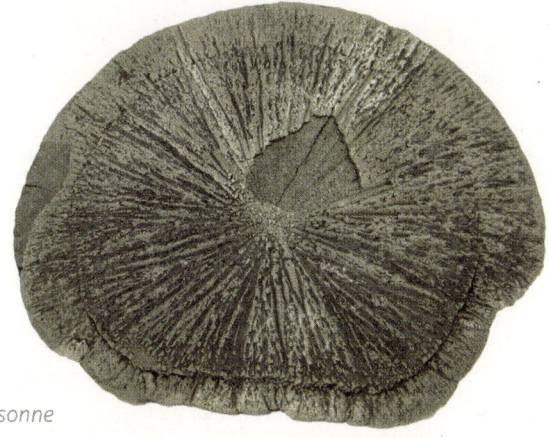

Pyritsonne

Rauchquarz

Farbe: rauchbraun, braun bis schwärzlich, durchsichtig bis durchscheinend
Fördert: Willenskraft, Kreativität
Wirkt gegen: Trauer, Rauchen, Blockaden, Rückenschmerzen
Bemerkung: Der Rauchquarz stärkt die Willenskraft, hilft dabei, mit dem Rauchen aufzuhören und ein positives Ziel zu finden.

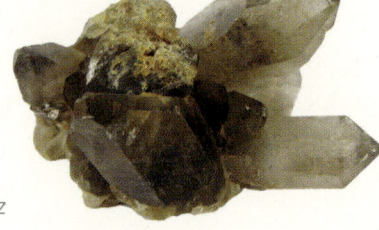

Rauchquarz

Regenbogenfluorit

Farbe: violett, blau, grün, gelblich, farblos, fast in allen Farben möglich
Fördert: Konzentration, Koordination, Verstand, Gedächtnis, Freude, Kreativität, Aktivität, Aura
Wirkt auf: Knochen, Zähne
Wirkt gegen: Vergesslichkeit, Depressionen

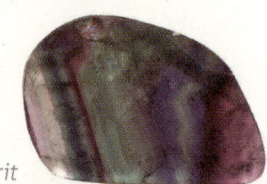

Regenbogenfluorit

Regenbogenobsidian

Farbe: schwarz, schwarzgrau, bunt schimmernd
Fördert: geistige und mentale Kraft, Harmonie, Fähigkeit zur Meditation
Wirkt gegen: negative Erlebnisse, Traumata, Schock, Sucht, Drogen

Rhodochrosit (→ Bild Seite 140)

Farbe: himbeerrot, rosa bis weiß, gestreift
Fördert: Aktivität, Kreativität, Freude, Freundlichkeit
Wirkt auf: Herz, Kreislauf
Wirkt gegen: Migräne, Verspannungen

Rhodonit

Farbe: rosa bis dunkelrot, zum Teil mit schwarzen Einlagerungen (Manganoxid)
Fördert: Ruhe, Herz, Kreislauf, Regeneration
Wirkt gegen: Ängste, negative Erlebnisse, Unruhe, Wunden (auch seelische)

Rhyolith

Farbe: hellgrün bis beige; mit grauen, bräunlichen und rötlichen Flecken
Fördert: Kreativität, Immunsystem, Selbstvertrauen
Wirkt auf: Nervensystem, Stoffwechsel, Haut

Rosenquarz

Familie: **Quarz-Gruppe**
Farbe: **hellrosa bis intensiv rosa, manchmal auch mit einem leichten Stich ins Violette**
Härte: **7**
Fördert: **Ruhe, Harmonie, Ausgeglichenheit, Gefühle, Freundlichkeit, Zärtlichkeit, Mitgefühl, Schlaf**
Wirkt auf: **Herz**
Wirkt gegen: **Hektik, Unruhe, Einschlafstörungen, Elektrosmog, Erdstrahlen, Wasseradern, Gefühlshärte**
Bemerkung: **Zum Entstrahlen von Wasseradern sollte man einen etwa faustgroßen Stein neben oder auf die Strahlungsquelle legen. Bei sehr starker Strahlung ist es empfehlenswert, einen schwarzen Turmalin (Schörl) mit dazuzulegen. Gegen starke Strahlungsquellen wie Mobilfunk und WLAN sind Steine allerdings fast wirkungslos.**

Der Rosenquarz bringt Ruhe, Harmonie und Freundlichkeit in jeden Raum, in dem er sichtbar aufgestellt wird. Er vermittelt gefühlskalten Personen etwas mehr Einfühlungsvermögen und Mitgefühl. Durch sein zartes Rosa beruhigt der Stein und nimmt uns die innere Unruhe. Dadurch hilft er auch einem durch Belastungen, Stress oder Nervosität geschwächten Herz.
Zum Entstrahlen von Elektrogeräten empfiehlt es sich, den Stein direkt auf oder neben das Gerät zu legen. Auch bei Empfindlichkeit hinsichtlich Wasseradern und Erdstrahlen kann der Rosenquarz helfen. Hierzu legt

man einen faustgroßen Stein auf den Fußboden in die Nähe der Strahlungsquelle. Falls sich die Strahlungsquelle direkt unter dem Bett befindet, sollte man den Stein etwas versetzt, am Rand des Bettes auf den Fußboden legen. Der Rosenquarz zieht die negative Energie an und wandelt sie um. Um eine Überbeanspruchung des Steins zu vermeiden, sollte man den Rosenquarz stetig reinigen (einmal in der Woche). Wird der Stein unter dem Bett vergessen, kann er die negative Strahlung irgendwann nicht mehr umwandeln.

Bei sehr starken Wasseradern, Erdstrahlen oder Erdverwerfungen ist es ratsam, einen schwarzen Turmalin (»Schörl«) zusammen mit einem faustgroßen Rosenquarz im Strahlungsbereich abzulegen. Auch in diesem Fall sollten die Steine spätestens alle 1–2 Wochen einmal kurz unter fließendem Wasser gewaschen werden.

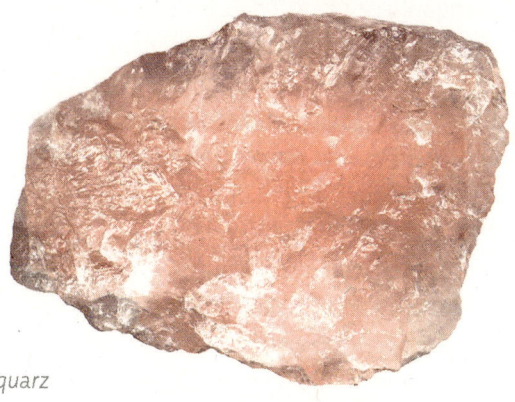

Rosenquarz

Rubin

Familie: **Korund-Gruppe**
Farbe: **rot, karminrot, rosa, bräunlich**
Härte: **9**
Fördert: **Kraft, Energie, Ausdauer, Durchblutung, Kreativität, Mut, Leidenschaft, Sexualität**
Wirkt auf: **Kreislauf**
Wirkt gegen: **niedrigen Blutdruck**

Der Rubin gehört zu den Heilsteinen, die unseren Körper mit mehr Kraft und Energie versorgen und so die Durchblutung und den Kreislauf beleben. Seien Sie aber vorsichtig, da es auch zur Erhöhung des Blutdrucks kommen kann.
Sollte man einen Rubin als Anhänger tragen, ist es ratsam, ihn über Nacht abzulegen, da der Stein für Kraft und Ausdauer sorgt und deshalb Schlafstörungen auftreten können.
Bei Nebenhöhlenentzündungen kann der Rubin auch sehr hilfreich sein, da er die Durchblutung und Regeneration der Schleimhaut positiv beeinflusst. Hierbei sollte der Rubin mehrmals am Tag für einige Minuten an der entsprechenden Stelle aufgelegt oder mit einem Heftpflaster aufgeklebt werden.
Der Rubin fördert durch sein kräftiges Rot die Leidenschaft und Sexualität, ebenso die Aktivität und die Kreativität, sowie den Mut und die Selbstverwirklichung.
Ich möchte noch erwähnen, dass schöne rote und klare

Rubine (wie sie oft in Büchern abgebildet sind) für uns fast unerschwinglich sind. Es muss aber nicht immer ein teurer Rubin sein, da auch ein nicht so perfekter Stein die gleiche Kraft besitzt.

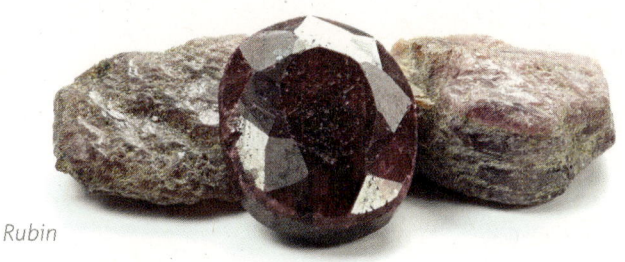

Rubin

Rutilquarz

Farbe: **kleine goldgelbe bis rötliche Nadeln im Rauchquarz (rauchbraun) oder im Bergkristall (farblos, klar)**
Härte: **7**
Fördert: **Zuversicht**
Wirkt auf: **Bronchien, Lunge, Atemwege, Nervensystem, Immunsystem**
Wirkt gegen: **Asthma, Husten, Grippe, Beklemmungen, Blockaden, Depressionen**

Der Rutilquarz zeigt, wie sich zwei verschiedene Mineralien (Bergkristall oder Rauchquarz mit Rutil) zu einem vereinigen können. In diesem Mineral aus Quarz und Rutilnadeln bilden sich oft bizarre und fantasievolle Gebilde. Nadelbüschel aus Rutil, die sich in klaren

Kristallen aus Bergkristall oder Rauchquarz befinden, leuchten im Sonnenlicht meist golden bis rötlich. Der Rutilquarz stärkt das Nerven- und das Immunsystem. Mit seiner Energie durchdringt und löst er Blockaden im gesamten Körper. Er beseitigt Schleim und Entzündungen im Atemwegsbereich. Vor allem bei chronischen Beschwerden der Atemwege zeigt der Rutilquarz eine hervorragende Wirkung. Auch bei Asthma ist der Rutilquarz ein guter Helfer, da er die Blockaden und Verengungen in den Atemwegen beseitigt. Bei Grippe und Erkältung unterstützt er den Wiederaufbau des Immunsystems und damit die schnellere Genesung. Im Nervensystem und im Bereich des Solarplexus wirkt er Blockaden lösend und beruhigend. Der Rutilquarz vermittelt uns durch sein goldenes Schimmern mehr Lebensfreude und befreit uns von schweren seelischen Belastungen, Beklemmungen und Depressionen.

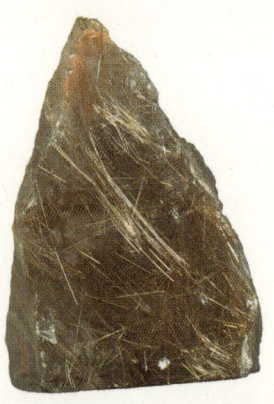

Rutilquarz

Saphir

Familie: **Korund-Gruppe**
Farbe: **hellblau bis kornblumenblau, schwarzgrau bis gelblich**
Härte: **9**
Fördert: **geistige Kraft, Konzentration, Verstand**
Wirkt auf: **Drittes Auge, Nervensystem**
Wirkt gegen: **Schmerzen, Nervenschmerzen, Nasennebenhöhlenerkrankungen**

Der Saphir besitzt eine starke geistige Energie, er schärft den Verstand und fördert Konzentration und Wahrnehmung. Er lindert Schmerzen im Allgemeinen, ist aber vor allem bei Nervenschmerzen sehr hilfreich, da er das Nervensystem stärkt. Bei Nebenhöhlen- und Stirnhöhlenentzündungen sollte man einen Saphir mehrmals am Tag für wenige Minuten auflegen oder mit einem Heftpflaster aufkleben. Der Stein unterstützt das Selbstvertrauen und fördert somit die Entscheidungskraft und das Bedürfnis, etwas selbst in die Hand zu nehmen.
Leider sind schöne, kornblumenblaue Saphire sehr teuer oder auch oft winzig klein. Andererseits besitzt auch ein weniger ansehnlicher Stein die gleiche Kraft.

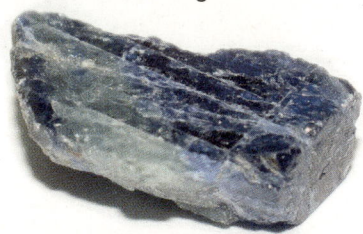

Saphir

Sarder

Farbe: bräunlich rot bis dunkel-orangerot
Fördert: Freundlichkeit, Mut, Verstand, Verständnis
Wirkt auf: Leber, Verdauung, Darm
Wirkt gegen: Wunden, Unmut, Trauer

Sardonyx

Farbe: schwarz, rot bis rotbraun, weiß
Fördert: Freundlichkeit, Einfühlungsvermögen, Zuversicht, Freude, bessere Wahrnehmung, Erdung
Wirkt auf: Verdauung, Stoffwechsel, Sinnesorgane
Wirkt gegen: Trauer

Schalenblende

Farbe: gelbbraun, beige, silbergrau, gebändert
Fördert: Ruhe
Wirkt auf: Gehirn
Wirkt gegen: Erschöpfung, Mutlosigkeit, Prostataerkrankungen

Schaumkoralle rot (Koralle rot)

Farbe: rosa bis intensiv rot
Härte: 3–4
Fördert: Kraft, Energie
Wirkt auf: Knochen, Zähne, Kreislauf, Unterleib

SCHAUMKORALLE ROT (KORALLE ROT) 117

Bemerkung: **Korallen sind keine Mineralien oder Edelsteine, sondern durch Meereslebewesen (Polypen) ausgeschiedene Kalksubstanzen.**

Die rote Schaumkoralle und die rote Koralle geben unserem Körper Kraft und Energie und aktivieren den Kreislauf und die Vitalität. Bei Unterleibsbeschwerden können rote Korallen sehr hilfreich sein, da sie Blockaden lösen und die angestaute (negative) Energie an den Boden ableiten.
Bitte kaufen Sie sich nur eine Koralle, wenn Sie diese wirklich benötigen. Leider sind einige Korallenarten vom Aussterben bedroht. Sie sind sehr selten und sehr teuer (zum Beispiel die rosafarbene, rote und schwarze Edelkoralle). In manchen Fällen werden die Korallen sogar noch lebend aus dem Meer geholt, um ihr wertvolles Kalkskelett zu vermarkten. Weitaus häufiger gibt es die Schaumkoralle, die die gleiche Wirkung zeigt wie die vom Aussterben bedrohten Korallenarten.

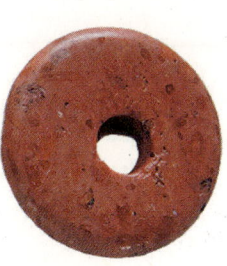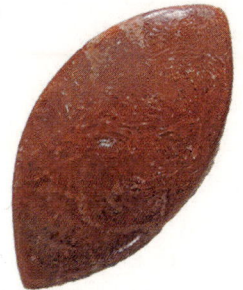

Schaumkoralle

Schneeflockenobsidian

Farbe: **schwarz mit weißen bis grauen Flecken**
Zusammensetzung: **vulkanisches, amorphes, kieselsäurereiches Gesteinsglas**
Härte: **5–5,5**
Fördert: **Lebenskraft, Durchblutung, Erdung, Selbstbeherrschung, seelischen Ausgleich**
Wirkt gegen: **Schock und die daraus entstandenen Blockaden, Zorn, Überheblichkeit**

Der Schneeflockenobsidian bringt durch seine schwarze und weiße Farbe Ausgleich und Ausgewogenheit (Yin-Yang-Energie) in unser Leben. Er hat auch eine stark erdende Wirkung. Dadurch werden angestaute negative Energien an den Boden abgegeben. Somit hilft uns der Stein, die Realität richtig einzuschätzen, und bewahrt uns vor Überheblichkeit. Bei Durchblutungsstörungen und bei kalten Händen und Füßen ist der Schneeflockenobsidian sehr hilfreich. Dabei sollte er an der Problemstelle getragen oder aufgelegt werden. Blockaden, die durch einen Schock oder negative Erlebnisse hervorgerufen wurden, kann der Schneeflockenobsidian wieder auflösen. Zudem wirkt er lindernd bei seelischen Schmerzen.

Schneeflockenobsidian

Schungit

Farbe: **anthrazit bis schwarz**
Fördert: **Wundheilung**
Wirkt auf: **Nervensystem, Kreislauf**
Wirkt gegen: **körperliche und seelische Schmerzen, negative Einflüsse, Elektrosmog**
Bemerkung: **Der Schungit soll antibakterielle Eigenschaften besitzen und Körper und Geist helfen, sich zu regenerieren.**

Schwefel

Farbe: **helles bis intensives Gelb**
Wirkt auf: **Haut, Haare, Gelenke**
Wirkt gegen: **Schuppenflechte**
Bemerkung: **Schwefel ist ein sehr aggressives Mineral, dessen Geruch manche (vor allem Tiere) nicht ausstehen können.**

Selenit (Gips-, Sand-, Wüstenrose)

Farbe: **farblos, weiß, grau, sandfarben**
Wirkt auf: **Gehirn, Bewusstsein, Verstand**
Wirkt gegen: **Gelenkschmerzen, Gewebeschwäche**

Silberobsidian

Farbe: **schwarz mit silbrigem Schimmer**
Fördert: **geistige Kraft, Wahrnehmung, Ausgleich**
Wirkt gegen: **Angst, Verspannungen**

Skapolith

Farbe: **farblos, gelb**
Fördert: **Sensibilität**
Wirkt auf: **Augen**
Wirkt gegen: **Schmerzen**

Smaragd

Familie: **Beryll-Gruppe**
Farbe: **hellgrün bis grasgrün**
Härte: **7,5–8**
Fördert: **Harmonie, Ausgewogenheit**
Wirkt auf: **Augen, Herz, Magen, Verdauung**
Wirkt gegen: **Blockaden, Nervosität, Unruhe**

Smaragd

Der Smaragd bringt durch sein zartes bis intensives Grün mehr Ruhe, Harmonie und Ausgewogenheit in unser Leben. Er fördert die Verdauung und beruhigt den gereizten (übersäuerten) Magen. Ebenso beruhigt und stärkt er ein nervöses Herz. Er vermag, Blockaden auf harmonische Weise zu lösen, und gewährt dadurch einen geregelten Energiefluss im Körper. Bei Sehstörungen, Augenleiden oder auch nach Augenoperationen sollte man einen kleinen Stein für wenige Minuten auf das geschlossene Auge legen. Der Smaragd verbessert mitunter die Entgiftung des Körpers, weswegen er auch Gicht und Rheuma etwas lindern kann. Gereizte und nervöse Menschen erhalten mehr Einsicht und Verständnis.

Leider sind schöne, tiefgrüne Smaragde relativ selten und teuer. Ich habe selbst die Erfahrung gemacht, dass auch ein nicht so schöner Smaragd die gleiche Wirkung besitzt wie ein wertvoller Stein.

Sodalith

Farbe: **dunkelblau, meistens mit weißen Adern durchzogen**
Härte: **5,5–6**
Fördert: **Selbstvertrauen, Bewusstsein, Standfestigkeit, Vitalität, Wahrnehmung, geistige Aufnahmefähigkeit**
Wirkt auf: **Drittes Auge**
Wirkt gegen: **hohen Blutdruck, Schuldgefühle, Hemmungen**

Der Sodalith fördert das Selbstvertrauen und hilft besonders schüchternen Menschen, leichter mit anderen Personen in Kontakt zu kommen. Er öffnet das Dritte Auge und fördert daher die bessere Wahrnehmung (Hellsichtigkeit). Der Sodalith gibt uns mehr Zuversicht, Standfestigkeit und fördert die Vitalität.
Bei erhöhtem Blutdruck wirkt der Sodalith auf sanfte Weise blutdrucksenkend, wobei auch Menschen mit niedrigerem Blutdruck den Sodalith tragen können, ohne negative Konsequenzen fürchten zu müssen.

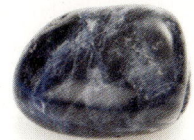

Sodalith

Sonnenstein
Farbe: **orange, goldgelb bis orange schillernd**
Wirkt auf: **Nervensystem, Solarplexus**
Wirkt gegen: **Sorgen, Ängste, Depressionen**

Speckstein (Talk)
Farbe: **braun, beige, grau, grünlich**
Wirkt auf: **Haut, Gelenke**

Spinell
Farbe: **meist rot, rosa bis violett**
Fördert: **Zuversicht, Mut, Vitalität**
Wirkt auf: **Nervensystem, Magen, Muskeln**
Wirkt gegen: **Sodbrennen, Entzündungen**

Staurolith (Kreuzstein)
Farbe: **braun bis schwarzbraun**
Fördert: **Erdung**
Wirkt auf: **Gehirn, Nervensystem**
Wirkt gegen: **Übertreibungen, Wahnvorstellungen**

Steinsalz (Halit)
Farbe: **weiß, grau, gelblich, orange, rötlich bis braun, bläulich**
Härte: **2**

Fördert: **Luft- und Raumenergie**
Wirkt auf: **Atemwege, Haut, Stoffwechsel**
Wirkt gegen: **Asthma, Atemwegsallergien, Schnupfen, Elektrosmog**

Das Steinsalz hat eine reinigende Wirkung, wodurch es Harmonie in jeden Raum bringt und negative Energien sowie Elektrosmog vertreibt. In letzter Zeit hat sich ein wahrer Modetrend rund um Salzkristall-Lampen entwickelt. Durch persönliche Erfahrungen einiger meiner Kunden bin ich mittlerweile von der positiven Wirkung der Salzlampen überzeugt. Bei Asthma und Atemwegserkrankungen haben sich die meisten Erfolge gezeigt. Ebenso wirkt das orange Licht stimmungsaufhellend und verhindert Depressionen, insbesondere die Winterdepression. Auch bei unruhig schlafenden Kindern hat sich eine Salzkristall-Lampe oder ein Salz-Teelicht bewährt. Durch den vom Salz hervorgerufenen Ionenaustausch entsteht ein besseres Raumklima, und elektromagnetische Strahlungen werden verringert.

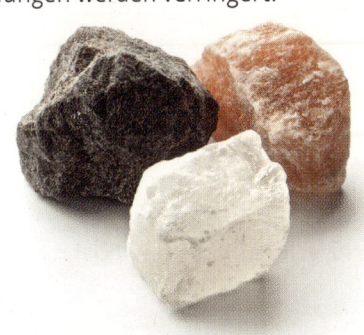

Steinsalz

Sterndiopsid

Farbe: **schwarzgrün, mit hell leuchtendem Kreuz oder Stern**
Fördert: **Fantasie, geistige Kraft, Ehrlichkeit, Ausgewogenheit, Blutreinigung**

Sternrubin

Farbe: **rot bis rotbraun**
Besonderes: **Der Sternrubin ist eine Rubin-Art, auf dessen Oberfläche durch Reflexion ein vier- oder sechsstrahliger Stern sichtbar wird. Um den Stern sehen zu können, muss er unter einer starken Lichtquelle leicht hin- und herbewegt werden.**
Fördert: **geistige Kraft und Aufnahmefähigkeit, Mut, Selbstvertrauen, Vitalität, Energie, Ausdauer**
Wirkt auf: **Kreislauf, Fortpflanzungsorgane**

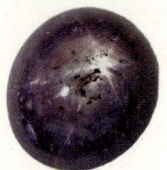

Sternrubin

Sternsaphir

Farbe: **graublau, blau**
Besonderes: **Der Sternsaphir ist eine Saphir-Art, auf deren Oberfläche durch Reflexion ein vier- oder sechsstrahliger Stern sichtbar wird.**
Fördert: **geistige Kraft, Konzentration, Hellsichtigkeit**
Wirkt auf: **Drittes Auge, Nervensystem**

Sugilith

Farbe: **lila bis dunkelviolett**
Härte: **6–6,5**
Fördert: **geistige Kraft**
Wirkt auf: **Immunsystem**
Wirkt gegen: **Blockaden, Sucht, Ängste, Magersucht, Krebs, Tumoren**

Der Sugilith ist ein sehr starker Stein, vor allem im geistigen Bereich. Deshalb sollte er vor dem Schlafengehen abgelegt und nicht in der Nähe des Bettes aufbewahrt werden. Wegen der starken Wirkung sollte man bei Kindern etwas vorsichtig sein und eventuell einen anderen Stein mit ähnlicher Wirkung wählen.

Der Sugilith stärkt unsere geistige Kraft und damit auch das Vermögen, sich selbst zu helfen. Er fördert Mut, Entscheidungskraft, löst Blockaden in unserem Gedankenfluss auf und schärft unser Bewusstsein.

Ebenso stärkt der Sugilith das Immunsystem und kann somit Krebs und Tumoren Einhalt gebieten. Manchmal entstehen in unserem Körper durch Stress, Hektik, Überarbeitung und seelische Belastung hervorgerufene Blockaden. Falls diese im Laufe der Zeit nicht aufgelöst werden, können daraus Zellschädigungen und sogar Krebs entstehen. In diesem Fall wirkt der Sugilith vorbeugend, da er im gesamten Bereich des Körpers Blockaden aufheben kann. Verstärkt werden kann die Fähigkeit, Blockaden zu lösen, durch einen Bergkristall. Dabei sollte

man allerdings vorsichtig sein, da so sehr starke Energien entstehen können.
Der Sugilith ist ein relativ seltenes Mineral. Eine der ergiebigsten Minen ist vor einigen Jahren geschlossen worden, und der Preis ist dadurch sehr angestiegen.

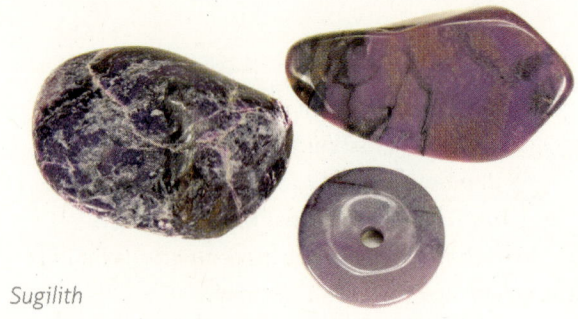

Sugilith

Tansanit
Farbe: **dunkelblau, kornblumenblau, violett, graublau**
Fördert: **Verstand, geistige Kraft, Konzentration**
Wirkt auf: **Gehirn, Sinnesorgane**
Wirkt gegen: **Kopfschmerzen, Depressionen**

Tektit
Farbe: **schwarz; dünne Splitter sind zum Teil leicht gelblich durchscheinend**
Fördert: **Bewusstsein, Hellsichtigkeit, Fähigkeit zur Meditation**
Wirkt gegen: **Ängste, Sorgen**

Thulit

Farbe: **rosa bis rosa-violett, rötlich**
Fördert: **Lebenskraft, Kreativität, Fantasie**
Wirkt auf: **Nervensystem, Herz**
Wirkt gegen: **Depressionen**

Tigerauge

Farbe: **goldgelb bis braun mit schimmernden Streifen**
Fördert: **Konzentration, Entscheidungskraft, Wärme**
Wirkt gegen: **Unruhe, Unbehagen**
Bemerkung: **Das Tigerauge sowie das Katzenauge hilft insbesondere Schulkindern, sich zu konzentrieren (allerdings nur bis zu einem Alter von etwa 11 Jahren).**

Tigereisen

Farbe: **rotbraun, goldgelb, silbergrau bis schwarzgrau**
Zusammensetzung: **Das Tigereisen besteht aus Hämatit (= metallfarbig, silbrig bis schwarzgrau), Jaspis (= rot bis braun) und Tigerauge (= bräunlich, goldgelb schimmernd).**
Fördert: **Konzentration, Energie, Vitalität, Erdung**
Wirkt auf: **Kreislauf**
Wirkt gegen: **Müdigkeit, Erschöpfung**

Das Tigereisen ist ein ganz besonderer Heilstein. Er gibt uns geistige und körperliche Kraft sowie Energie und vermag uns gleichzeitig auch zu erden. Bei starker

Erschöpfung und Müdigkeit empfiehlt es sich, das Tigereisen in die Hand zu nehmen oder es auf dem Solarplexus aufzulegen. Der Stein erhöht die Konzentration und den Tatendrang und gibt uns oft neuen Schwung. Bei Kindern, die in der Schule Schwierigkeiten haben, stärkt das Tigereisen die Aufnahmefähigkeit, die Konzentration und die Lernbereitschaft.

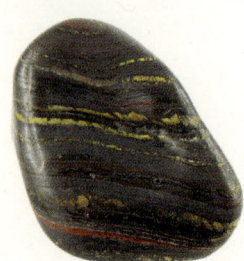

Tigereisen

Titanit
Farbe: **gelb, grünlich, braun**
Fördert: **Lebensenergie, Ausdauer**
Wirkt gegen: **Blockaden, Entzündungen**

Topas
Farbe: **klar bis weiß**
Bemerkung: **Der Topas fördert im Allgemeinen die Selbstverwirklichung und die Fähigkeit, aus allem etwas zu machen – auch wenn nicht immer alles glatt läuft.**
Fördert: **Ausgleich, Kreativität, Neuanfang**
Wirkt auf: **Nervensystem, Lymphdrüsen**
Wirkt gegen: **Übelkeit, Hormonstörungen, Unruhe**

Topas blau

Farbe: **hellblau, grünlich**
Fördert: **Ruhe, Kreativität, Ehrlichkeit**
Wirkt auf: **Halsbereich, Nervensystem**
Wirkt gegen: **Nervosität, Depressionen**

Topas Imperial (Imperialtopas/Goldtopas/Edeltopas)

Farbe: **goldgelb**
Härte: **8**
Fördert: **Harmonie, Kreativität, Selbstverwirklichung, Neuanfang, Entspannung, Geduld, Wärme**
Wirkt auf: **Solarplexus, Herz**
Wirkt gegen: **Nervosität, Erschöpfung, Depressionen**

Der Imperialtopas beschert uns mehr Freude und Kreativität bei unserer beruflichen Tätigkeit. Besonders für künstlerisch begabte Menschen kann seine inspirierende Kraft von großem Nutzen sein. Der Imperialtopas bringt Harmonie, Entspannung und Geduld in unser Leben, fördert durch seine belebende Farbe unsere Lebensfreude und löst dadurch Stress auf. Er beruhigt und hilft gegen Stimmungsschwankungen und Depressionen. Im Bereich des Solarplexus vermag der Stein, Blockaden aufzulösen und den Energiefluss wieder anzuregen. Ebenso vertreibt er Kältegefühle und bringt neues Licht und Wärme in unser Herz. Beachten Sie beim Kauf bitte, dass die Handelsbezeichnung »Imperialtopas« erst seit ein paar Jahren geschützt ist. Es kommt immer wieder vor, dass Händler die wesentlich günstigeren Citrine als Goldtopas verkaufen.

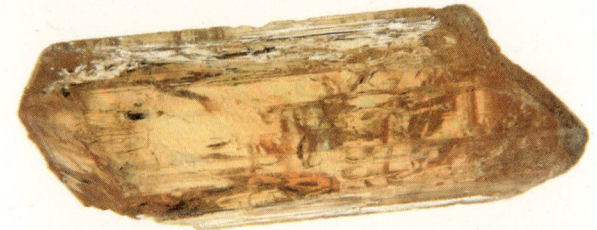

Topas Imperial

Turitella-Achat

Farbe: **grau bis hellbraun, mit kleinen Muschel- und/oder Schnecken-Einschlüssen**
Fördert: **Verdauung, Ausgewogenheit, Verständnis**
Wirkt auf: **Magen, Bauchspeicheldrüse**

Türkis

Farbe: **grünlich, hellgrün, blaugrün, türkis**
Härte: **5–6**
Fördert: **Schutzempfinden, Zuversicht, Atemwege, Entgiftung**
Wirkt auf: **Halsbereich, Drüsen**
Wirkt gegen: **negative Einflüsse, Viren und Bakterien, Erschöpfung, Depressionen**

Der Türkis fördert das Bewusstsein, regt die geistige und kreative Energie an und hilft dabei auch gegen Stimmungsschwankungen, Depressionen und Lustlosigkeit.
Bei leichten Erkältungen und Allergien im Atemwegsbereich kann der Türkis hilfreich sein, wobei er als Anhänger oder Donut um den Hals getragen werden sollte.
Er unterstützt die Tätigkeit der Drüsen, wirkt leicht entgiftend auf den gesamten Organismus und bekämpft auch Viren und Bakterien.
Der Türkis ist bei den Indianern schon immer als heiliger Stein verehrt worden. Es werden auch heute noch Amulette mit Türkis (Symbol für den Himmel) und roter Koralle (Symbol für die Erde) hergestellt und getragen.
Schon seit dem Altertum gilt der Türkis als Schutzstein der Reisenden: Früher bewahrte er Reiter vor Unheil, heute Auto- und Motorradfahrer.
Der Türkis stärkt unsere Wahrnehmung und unser Bewusstsein und schützt uns somit vor zu leichter Beeinflussung. Vor allem für Kinder eignet er sich gut, um diese vor negativen Einflüssen zu schützen.
Achten Sie beim Kauf auf die Echtheit des Steins!

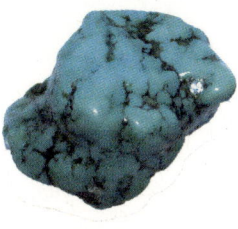 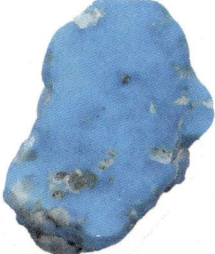

Türkis

Turmalin blau (Indigolith)

Fördert: **Gefühle, bessere Wahrnehmung, geistige Kraft, Ehrlichkeit, Inspiration, Treue**
Wirkt gegen: **Blockaden**

Der blaue Turmalin inspiriert unsere Psyche und stärkt die geistige Wahrnehmung. Ebenso fördert er die Ehrlichkeit und die Treue. Der in Fachkreisen Indigolith genannte Stein löst Blockaden im geistigen Bereich und sorgt für die Beseitigung von Ängsten, Beklemmungen und Schuldgefühlen. Seine klare blaue Farbe intensiviert das Gefühlsleben und die Kreativität.

TURMALIN-GRUPPE

INFO

Der Turmalin gehört zu den interessantesten Edelsteinen, die es gibt. Seine Farbenpracht entspricht der des Regenbogens. Jeder Stein hat eine andere Farbschattierung, und diese wiederum kommt in vielen Farbkombinationen vor. Turmaline haben eine große Wirkungsvielfalt, besonders im feinstofflichen Bereich. Daher kann der Stein für viele Menschen etwas Besonderes bieten. Beim Kauf sollte man sich auf sein Gefühl verlassen. Leider sind etwas größere Turmaline (bis auf den schwarzen Turmalin) kaum erschwinglich, wobei die Größe des Steins nicht für dessen Wirkung ausschlaggebend ist.

Turmalin grün (Verdelith)

Fördert: **Ausgewogenheit, Zuversicht, Geduld, Ruhe**
Wirkt auf: **Herz, Nervensystem**

Der grüne Turmalin beruhigt unser Nervensystem sowie das Herz und fördert Ausgewogenheit, Geduld und Zuversicht. Mitunter bringt der grüne Turmalin mehr Freude in unser Leben und verhilft uns zu positiven Gedanken. Die grünen Farben sorgen für Entspannung und Erholung und verringern Stress- und Hektikgefühle.

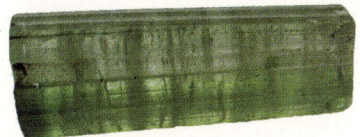

Turmalin grün

Turmalin rosa-rot (Rubellit)

Fördert: **Lebenslust, Kreativität, Energie**
Wirkt auf: **Kreislauf, Herz, Nervensystem, Durchblutung**

Der rosa bis rote Turmalin stärkt das Herz, fördert den Kreislauf und den Energiefluss im Körper und sorgt dabei für eine gute Durchblutung und mehr Vitalität. Der Rubellit erhöht die Lebenslust und stärkt das gesamte Nervensystem.

Turmalin rosa-rot

Turmalin schwarz (Schörl)

Fördert: **Schutz, Entstrahlung, Erdung**
Wirkt gegen: **negative Energien und Einflüsse, negative Gedanken anderer, Elektrosmog, Wasseradern, Ohrensausen, Krebs, Tumoren, Prostata-Erkrankungen**

Der schwarze Turmalin oder »Schörl« ist der absolut beste Stein gegen alles Negative.
Gegen böse Gedanken und Handlungen wirkt der Stein wie ein Schutzschild. Auch »Geist-Erscheinungen« lässt der Schörl in Verbindung mit dem Bergkristall wieder verschwinden.
Bei Prostataerkrankungen ist der Schörl sehr hilfreich, wobei er in der Nähe der Problemstelle getragen werden sollte. Bei Ohrensausen ist es am besten, den Schörl als Anhänger zu tragen und ihn, falls möglich, ab und zu auf das Ohr zu legen.
Bei Krebs und Tumorerkrankungen kann der schwarze Turmalin das negative Zellwachstum zum Stillstand bringen. Hierbei sollte mit dem Stein bewusst gearbeitet werden, um seine Energie an die betroffene Stelle zu leiten.
Der schwarze Turmalin ist auch ein Meister im Entstrahlen von Wasseradern, Erdstrahlen und Elektrogeräten. Hierbei wird der Stein einfach auf die Strahlungsquelle gelegt. Zusammen mit dem Rosenquarz erzielt man besonders bei Erdstrahlen und Wasseradern eine hervorragende Wirkung.

Turmalinquarz

Farbe: **schwarze, grüne Nadeln (Stifte) im farblosen Quarz (Bergkristall)**
Zusammensetzung: **Der Turmalinquarz besteht aus Turmalin und Quarz (Bergkristall).**
Härte: **7–7,5 (Turmalin), 7 Quarz (Bergkristall)**
Fördert: **Aura, Ausgeglichenheit**
Wirkt auf: **Nervensystem**
Wirkt gegen: **Stress, Unruhe, negative Einflüsse, Pessimismus**

Der Turmalinquarz stärkt das gesamte Nervensystem und fördert Ausgeglichenheit sowie Ruhe und Geduld. Ebenso sorgt er dafür, dass sich Körper und Geist erholen können.
Der Turmalinquarz bewahrt uns vor negativen Einflüssen, egal, ob es sich dabei um Schwingungen, Strahlungen oder um negativ eingestellte Menschen handelt.
Um seine Aura zu schützen und zu stärken, ist es ratsam, einen Turmalinquarz bei sich zu tragen.
Auch für Menschen, die sich zu viele Gedanken machen, ist der Turmalinquarz sehr hilfreich, da er für Klarheit sorgt und uns erdet.

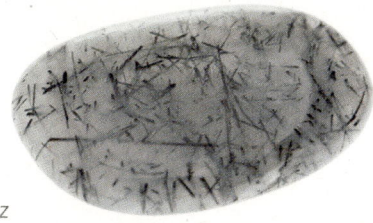

Turmalinquarz

Ulexit

Farbe: **farblos, klar, weiß, gelblich**
Fördert: **Lernbereitschaft, Gedächtnis, Experimentierfreudigkeit**

Unakit (Epidot)

Farbe: **grün und rot gesprenkelt**
Zusammensetzung: **Der Unakit ist eine Zusammenfügung von grünem Epidot und rosa bis rotem Feldspat.**
Härte: **6–7**
Fördert: **Geduld, Inspiration, Erholung, Entspannung**
Wirkt gegen: **Kummer, Verzagen, Selbstmitleid**

Der Unakit bringt uns Ruhe, Erholung und Entspannung und lässt uns Stress, Hektik und Kummer vergessen. Seine harmonischen und doch belebenden Farben (rot und grün) fördern die Ausgewogenheit, die Inspiration (Kreativität), die innere Stärke und Geduld. Dadurch hilft er uns, Selbstmitleid zu verdrängen, und gibt uns neue Kraft für unsere Lebensaufgabe. Der Unakit kann auch bei

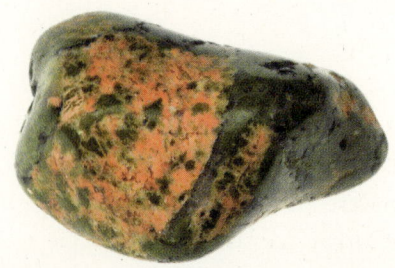

Unakit

Liebeskummer und seelischen Belastungen sehr hilfreich sein, da er unser Gefühlsleben mit seiner harmonischen Energie reinigen und wieder neu aufbauen kann.
Ein Kind hat mir einmal gesagt, dass der Stein eigentlich aussieht wie eine Blumenwiese (grün mit roten Punkten). Eine schöne und passende Beschreibung, wie ich finde.

Vanadinit (→ Bild Seite 153)
Farbe: **intensiv rote kleine Kristalle**
Fördert: **Verdauung, Durchblutung, Kreativität, Aktivität**
Wirkt auf: **Darm, Kreislauf**

Variscit
Farbe: **gelbgrün bis apfelgrün**
Fördert: **Kreativität, Lebensfreude**
Wirkt auf: **Magen, Kreislauf**
Wirkt gegen: **Müdigkeit, Depressionen, Nervosität, Rheuma, Gicht**

Versteinertes Holz (Holzstein)
Farbe: **braun, beige, grau, rötlich, gelblich**
Fördert: **Ruhe, Schlaf, Entspannung, Stoffwechsel, Erdung**
Bemerkung: **Das versteinerte Holz ist in den letzten Jahren sehr gefragt gewesen, da der Stein durch die erdende Kraft für Ruhe sorgt und beim Loslassen von Belastungen hilft.**

Wassermelonenturmalin

Farbe: **im Querschnitt außen grün, innen rosa bis rot**
Fördert: **Geborgenheit, Ausgewogenheit, Schutz, Aura**
Wirkt auf: **Nervensystem**
Wirkt gegen: **Angst, Depressionen, Multiple Sklerose, Krebs, Lähmungen**

Der Wassermelonenturmalin, so genannt, da er farblich einer aufgeschnittenen Wassermelone gleicht, sorgt für Ausgewogenheit, Ruhe und Geborgenheit. Er stärkt das Herz, die eigene Aura und das Nervensystem. Ebenso schützt er vor negativen Einflüssen und Energien. Seine besonders milde aber intensive Kraft beseitigt Ängste und Depressionen. Bei Multipler Sklerose, Lähmungserscheinungen und Krebs (vor allem Brustkrebs) ist der Wassermelonenturmalin außergewöhnlich hilfreich, da er die körpereigenen Heilkräfte aktiviert.

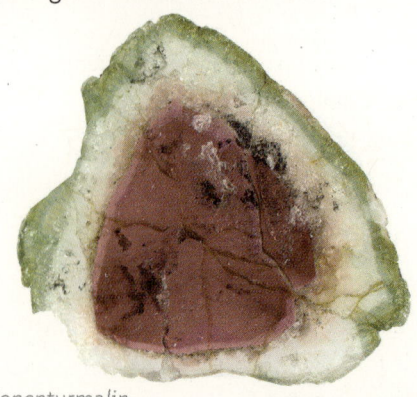

Wassermelonenturmalin

Zirkon/Hyazinth

Farbe: **braun bis rotbraun**
Bemerkung: **Achtung: Zirkon und Hyazinth können radioaktiv strahlen!**
Fördert: **Kreativität, Stoffwechsel**
Wirkt auf: **Atemwege**
Wirkt gegen: **Allergien, Schmerzen**

Zitronenchrysopras

Farbe: **hellgelb bis gelbgrün**
Fördert: **Freude, Vitalität, Entgiftung**
Wirkt auf: **Haut**
Wirkt gegen: **Stress, seelische Belastung, Schuldgefühle, Blockaden**

Zoisit

Farbe: **grün, dunkelgrün bis schwarz gesprenkelt**
Fördert: **Ruhe, Erholung**
Wirkt auf: **Herz, Kreislauf**

Zoisit mit Rubin

Farbe: **grün, dunkelgrün mit rot (Rubin)**
Fördert: **Kreativität, innere Kraft, Ausgewogenheit, innere Stabilität**
Wirkt auf: **Herz, Kreislauf**

Zuordnung zu Krankheiten und Beschwerden

Folgende Zuordnung von Heilsteinen zu Beschwerden beruht auf meinen Erfahrungen und denen meiner Kunden. Steine, zu denen mir keine Erfahrungsberichte vorliegen, habe ich weggelassen. Falls Ihnen keiner dieser Steine zusagt, können Sie selbstverständlich auch andere Heilsteine verwenden. Bei den Kurzbeschreibungen werden Sie sicherlich einige Steine mit ähnlicher Wirkung finden. Was man nicht vergessen sollte: Versuchen Sie bitte zuerst, die Ursachen Ihrer Beschwerden und Krankheiten herauszufinden. Da viele Leiden ihre Ursache in nervlichen und seelischen Belastungen haben, rate ich Ihnen: Passen Sie auf sich auf und versuchen Sie, sooft es geht, sich zu entspannen.

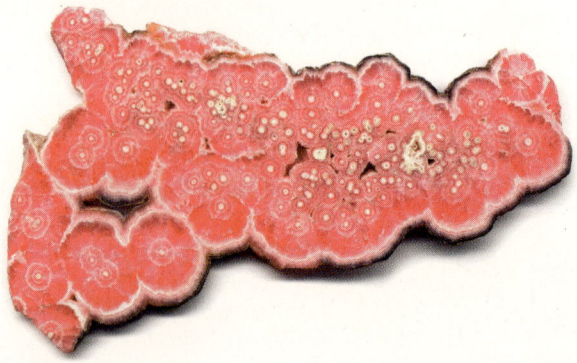

Rhodochrosit

ZUORDNUNG ZU KRANKHEITEN UND BESCHWERDEN

Beschwerden, Probleme	Empfohlene Heilsteine
Aggressionen abbauen	Rosenquarz, Amethyst, Mondstein, Chrysopras
Aids	Sugilith, Rutilquarz: immunstärkend
Akne	Aventurin, Peridot, Amethyst*, Mookait*
Aktivität	Mookait, Rubin, Granat, Feueropal, Tigereisen
Allergien allgemein	Bernstein, Zirkon
Albträume	Amethyst, Jaspis rot, schwarzer Turmalin
Angina	Aquamarin, Bernstein, Rutilquarz
Angst	Amethyst, Sugilith, Rhodonit, Citrin, Chiastolith
Ärger	Amethyst, Friedensachat, Aventurin, Rosenquarz
Arthritis	Calcit grün, Malachit
Arthrose	Calcit grün, Hämatit, Bojis®
Asthma	Rutilquarz, Bernstein, Aquamarin, Apophyllit
Atemwege	Rutilquarz, Bernstein, Aquamarin, Chalcedon, Türkis
Augen	Smaragd, Beryll, Falkenauge, Bergkristall, Aquamarin
Aura	Fluorit, Labradorit, Turmalinquarz, Bergkristall
Ausdauer körperlich	Granat, Rubin, Tigereisen, Apachenträne
Ausdauer geistig	Fluorit, Azurit, Saphir, Amethyst, Lapislazuli
Ausgeglichenheit	Bojis®, Moqui Marbles, Aventurin, Milchquarz, Friedensachat
Bandscheiben	Calcit grün, Hämatit, Bergkristall

HEILSTEIN-ABC

Beschwerden, Probleme	Empfohlene Heilsteine
Bauchspeicheldrüse	Citrin, Turitella-Achat, Sardonyx*
Begabung fördern	Azurit, Fluorit, Imperialtopas, Feueropal, Lapislazuli, Moldavit
Beruhigung	Rosenquarz, Chalcedon, Amethyst, Chrysopras, Milchquarz
Bettnässen	Jade, Rosenquarz, schwarzer Turmalin; psychisch: Amethyst
Blähungen	Jaspis rot (vor allem bei Babys), Karneol
Blase	Jade, Nephrit, Heliotrop, China-Jade
Blasenentzündung	Malachit mit Heliotrop oder Jade
Blockaden	Bergkristall, Bojis®, Moqui Marbles, Chrysopras, Herkimer
Blutdruck steigernd	Granat, Rubin, Hämatit
Blutdruck senkend	Sodalith, Lapislazuli, Saphir
Blut – Aufbau, Reinigung	Hämatit, Eisenmeteorit, Magnetit, Karneol
Bronchien	Rutilquarz, Bernstein
Brustkrebs	Wassermelonenturmalin, Turmalin schwarz (»Schörl«)
Cholesterinwerte senkend	Magnesit
Darm allgemein	Jaspis rot, Karneol, Achat, Sarder
Darmentzündung	Malachit
Depressionen	Citrin, Orangencalcit, Imperialtopas, Lapislazuli
Diabetes	Citrin
Drittes Auge	Lapislazuli, Sodalith, Azurit, Saphir
Durchblutung fördernd	Granat, Rubin, Schneeflockenobsidian
Durchfall	Jaspis rot, Rutilquarz
Durchsetzungsvermögen	Onyx, Rauchquarz

Beschwerden, Probleme	Empfohlene Heilsteine
Egoismus	Rosenquarz, Achat, Mondstein
Eifersucht	Mondstein, Chalcedon, Apachenträne mit Milchquarz
Eiterung	Malachit, Mookait, Hämatit, Karneol
Eisenmangel	Hämatit, Magnetit, Meteorit, Eisenmeteorit
Ekzeme	Peridot, Aventurin, Amethyst
Energiemangel	Granat, Rubin, Tigereisen, Pyritsonne, Apachenträne
Entscheidungsprobleme	Azurit, Fluorit, Lapislazuli, Sodalith, Tigerauge, Lepidolith
Entgiften	Malachit, Chrysopras, Karneol, Kupfer
Entschlacken	Magnesit, Howlith
Entspannung	Ametrin, Unakit, Amazonit, Chrysopras, Landschaftsjaspis
Entzündungen	Malachit, Mookait
Epilepsie	Achat, Diamant, Sugilith
Erden	Versteinertes Holz, Schneeflockenobsidian, Jaspis rot, Nuumit
Erkältung	Bernstein, Rutilquarz, Eldarit
Ermüdungserscheinungen	Granat, Pyritsonne, Rubin, Tigereisen
Erschöpfung	Bergkristall, Bojis®, Granat, Rubin, Tigereisen
Erdstrahlen	Rosenquarz, schwarzer Turmalin, Bergkristall, Baryt
Fantasie	Achat, Landschaftsjaspis, Labradorit
Fieber senkend	Chrysokoll, Saphir
Freude	Orangencalcit, Pyrit, Dalmatinerstein, Citrin, Labradorit

Beschwerden, Probleme	Empfohlene Heilsteine
Freundlichkeit	Rosenquarz, Mondstein, Achat
Fruchtbarkeit	Chrysopras, Granat, Rubin, Mondstein
Füße, kalte	Schneeflockenobsidian, Granat
Galle	Jaspis rot, Heliotrop
Gallensteine	Heliotrop
Geborgenheit	Achat, Achatgeode, Tigerauge
Geburt	Jaspis rot, Achat, Aprikosenachat
Gebärmutter	Achat, Jaspis rot
Gedächtnis	Fluorit, Azurit, Lapislazuli, Saphir, Selenit
Gedanken, zu viele	Turmalinquarz, Amethyst
Gedanken, negative	Schwarzer Turmalin
Geduld	Chalcedon, Larimar, Ametrin, Coelestin, Cyanit
Gefühlshärte	Rosenquarz, Mondstein, Lavendelquarz
Gehirn	Diamant, Selenit, Herkimer*
Geistige Kraft	Azurit, Fluorit, Saphir, Amethyst, Lapislazuli, Dumortierit
Geiz	Diamant, Padparadscha
Gelassenheit	Chalcedon, Opal, Larimar, Calcit blau, Blauquarz
Gelenke (Schmerzen)	Calcit grün, Bojis®, Dolomit, Aragonit, Bernstein
Geschlechtsorgane	Granat, Rubin, Karneol, Achat, Schaumkoralle rot, Jaspis rot
Gicht	Nephrit, Heliotrop, Calcit grün, Chiastolith
Gleichgewicht	Bergkristall, Bojis®, Moqui Marbles, Herkimer

ZUORDNUNG ZU KRANKHEITEN UND BESCHWERDEN

Beschwerden, Probleme	Empfohlene Heilsteine
Grauer Star	Smaragd, Beryll, Bergkristall*, Herkimer*
Grippe	Rutilquarz, Heliotrop, Bergkristall, Eldarit
Grüner Star	Smaragd, Beryll, Bergkristall*, Herkimer*
Gürtelrose	Bernstein, Saphir, Herkimer
Haare – Haarausfall	Perlen, Aventurin, Perlmutt
Halsschmerzen	Chalcedon, Bernstein, Rutilquarz, Aquamarin, Türkis
Halswirbel	Calcit blau, Chrysokoll, Bergkristall
Hämatom	Amethyst
Hämorrhoiden	Heliotrop, Hämatit, (Malachit)
Harmonie	Ametrin, Bergkristall, Rosenquarz, Milchquarz, Larimar, Jade
Haut	Aventurin, Peridot, Speckstein, Lamellenobsidian
Hautallergien	Aventurin, Bernstein*
Heiserkeit	Chalcedon
Hellsichtigkeit	Lapislazuli, Azurit, Mondstein blau schimmernd, Moldavit
Hemmungen	Sodalith, Chalcedon, Lapislazuli, Amethyst
Hepatitis	Jaspis rot, Malachit, Kupfer
Herpes	Türkis, Bernstein (mit Amethystspitze anfeuchten)
Herz allgemein	Rosenquarz, Rhodonit, Aventurin, Chrysopras, Manganocalcit
Heuschnupfen	Bernstein, Karneol
Hexenschuss	Hämatit, Bernstein, Calcit grün, Rauchquarz
Hormonstörungen	Chalcedon, Mondstein, Bergkristall, Chrysokoll

HEILSTEIN-ABC

Beschwerden, Probleme	Empfohlene Heilsteine
Husten	Rutilquarz, Chalcedon, Bernstein
Hypophyse	Amethyst, Bergkristall
Hysterie	Sugilith, Amethyst
Immunsystem	Sugilith, Rutilquarz, Heliotrop, Onyx*
Impotenz	Granat, Rubin, Blockaden: Chrysopras
Insektenstiche	Lapislazuli
Ischias	Calcit grün, Hämatit, Malachit
Jähzorn	Magnesit, Milchquarz, Amethyst, Rosenquarz, Mondstein
Kalte Hände, Füße	Schneeflockenobsidian, Granat
Klarheit	Bergkristall, Milchquarz, Herkimer, Amethyst, Diamant
Knochen (Knochenbruch)	Calcit (alle Farben), Schaumkoralle rot, Aragonit
Kopfschmerz	Amethyst, Dumortierit*, Tansanit*
Kopfschmerz Migräne	Rhodochrosit, Amethyst
Krampfadern	Amethyst, Magnesit, Hämatit
Krämpfe, Verkrampfung	Magnesit, Amazonit, Hämatit, Malachit
Kreativität	Mookait, Feueropal, Karneol, Polychromjaspis, Imperialtopas
Krebs allgemein	Turmalin schwarz, Sugilith, Wassermelonenturmalin
Kreislauf regulierend	Bergkristall, Rhodonit, grüner und rosa Turmalin
Kreislauf stärkend	Granat, Rubin, Hämatit, Schaumkoralle rot
Kropf	Topas blau, Chalcedon, Bergkristall
Lebensfreude – Kraft	Orangencalcit, Citrin, Feueropal, Mookait, Opal

Beschwerden, Probleme	Empfohlene Heilsteine
Leber	Jaspis rot, Heliotrop, Kupfer, Malachit, Sarder
Lernstress	Azurit, Amethyst
Lernschwäche	Fluorit, Lapislazuli, Azurit, bei Kinder bis elf Jahre Tigerauge
Leukämie	Sugilith, Turmalin schwarz, Hämatit, Bergkristall
Liebeskummer	Unakit, Lapislazuli
Loslassen	Turmalinquarz, Bergkristall, Gagat, Moldavit, Nuumit
Lunge	Rutilquarz, Apophyllit
Lymphdrüsen-Knoten	Aquamarin, Bergkristall, Topas
Magen	Achat, Smaragd, Spinell, nervöser Magen: Amethyst
Magenentzündung	Malachit, Mookait
Magenübersäuerung	Spinell, Rutilquarz
Magersucht	Sugilith, Amethyst
Mandeln	Aquamarin, Bernstein
Meditation	Amethyst, Bergkristall, Azurit, Cyanit, Labradorit, Polychromjaspis
Menstruations-beschwerden	Jaspis rot, Malachit, Mondstein
Migräne	Rhodochrosit, Amethyst
Minderwertigkeitsgefühl	Sodalith, Lapislazuli
Mitgefühl	Rosenquarz, Mondstein, Achat
Mondsüchtigkeit	Mondstein
Müdigkeit	Granat, Rubin, Tigereisen, Pyritsonne, Apachenträne
Multiple Sklerose	Wassermelonenturmalin, Turmalin grün, Sugilith

Beschwerden, Probleme	Empfohlene Heilsteine
Muskeln allgemein	Paua-Muschel, Azurit-Malachit, Aragonit
Muskelverspannung	Amazonit, Paua-Muschel, Calcit, Magnesit
Mut	Granat, Rubin
Nächstenliebe	Rosenquarz, Friedensachat, Mondstein
Nackenverspannungen	Chrysokoll, Blockaden lösen: Laserquarz, Bergkristall
Narben	Amethyst, Hämatit, Sugilith
Nasenbluten	Bernstein, Karneol
Nebenhöhlen	Saphir, Bernstein, Rubin
Nervensystem	Bergkristall, Rutilquarz, Turmalin, Saphir, Turmalinquarz
Nervosität	Amethyst, Chalcedon, Rosenquarz, Ametrin, Citrin
Neurodermitis	Aventurin, Peridot, nervlich bedingt = Amethyst
Nieren	Heliotrop, Jade, Nephrit, China-Jade
Nierensteine	Nephrit, Jade
Neuanfang	Sugelith, Amethyst
Ohren	Bernstein, schwarzer Turmalin, Onyx
Ohrfluss	Bernstein
Ohrensausen	Turmalin schwarz (»Schörl«)
Osteoporose	Calcit grün, Manganocalcit, Doppelspat
Panik	Amethyst, Rhodonit, Bergkristall
Partnerschaft stärken	Milchquarz mit Apachenträne
Pilz, Pilzbefall	Moosachat, Kupfer, Bergkristall, Darmbereich: Jaspis rot

ZUORDNUNG ZU KRANKHEITEN UND BESCHWERDEN 149

Beschwerden, Probleme	Empfohlene Heilsteine
Prostata	Schalenblende, schwarzer Turmalin
Prüfungsangst	Azurit, Rhodonit, Amethyst, Chalcedon für Ansprachen
Rauchen abgewöhnen	Botswana-Achat, Rauchquarz, Amethyst
Realität bewahren	Schneeflockenobsidian, Versteinertes Holz, Jaspis rot, Tektit
Redefähigkeit, Redefluss	Chalcedon
Reisefieber	Amethyst, Bergkristall
Reizbarkeit	Chalcedon, Rosenquarz, Amethyst, Magnesit, Mondstein
Rheuma	Malachit, Bernstein, Calcit grün, Kupfer
Rückenschmerzen	Calcit grün, Hämatit, Rauchquarz
Ruhe fördernd	Rosenquarz, Amethyst, Achat, Ametrin, Milchquarz
Schilddrüse	Chalcedon, Bergkristall
Schlaflosigkeit	Amethyst, Versteinertes Holz, Rosenquarz, Aventurin*
Schlaganfall	Diamant, Herkimer, Bergkristall
Schleimhäute	Bernstein, Aquamarin
Schmerzen allgemein	Saphir, Pyritsonne, Amethyst, Zirkon
Schnupfen	Rutilquarz, Bernstein, Aquamarin
Schock	Obsidian, Gagat, Rauchquarz, Rutilquarz, Rhodonit
Schuldgefühle	Sodalith, Sugilith, Citrin, Lapislazuli
Schulterverspannung	Chrysokoll, Calcit grün
Schuppen	Aventurin, Saphir (in Haarwaschmittel geben)
Schuppenflechte	Aventurin, mit Amethyst anfeuchten, Schwefel*

HEILSTEIN-ABC

Beschwerden, Probleme	Empfohlene Heilsteine
Schutz	schwarzer Turmalin, Türkis, Achat, Turmalinquarz, Amethyst*
Schwangerschaft	Achat, Aprikosenachat, Jaspis rot
Schweißausbrüche	Durch Hormonstörungen: Chalcedon, Mondstein
Schwellungen	Lapislazuli (auch bei Insektenstichen)
Schwindel	Bergkristall, Bojis®, Moqui Marbles, Herkimer, Diamant
Seelische Belastung	Amethyst, Rhodonit, Zitronenchrysopras, Malachit*
Sehkraft	Falkenauge, Smaragd, Beryll
Sehnen	Calcit grün, Bernstein, Hämatit*
Sehnenentzündung	Calcit grün mit Malachit
Selbstbewusstsein	Lapislazuli, Onyx, Sodalith, Dioptas
Selbstvertrauen	Sodalith, Lapislazuli, Topas, Dumortierit
Sexuelle Probleme	Rubin, Granat, Chrysopras, Achat
Sinnesorgane stärken	Sardonyx, Lapislazuli
Sodbrennen	Rutilquarz, Spinell
Solarplexus	Citrin, Pyritsonne, Orangencalcit, Rutilquarz (gelbe Steine)
Sprachstörungen	Chalcedon, durch Nervosität bedingt: Amethyst
Stimmbänder	Chalcedon, Topas blau
Stoffwechsel	Citrin, Heliotrop, Jaspis, Peridot, Kupfer, Rhyolith, Sardonyx
Stirnhöhlen	Bernstein, Saphir, Rubin
Stottern	Chalcedon
Stress	Amethyst, Blauquarz, Aventurin, Larimar, Citrin, Amazonit

Beschwerden, Probleme	Empfohlene Heilsteine
Sucht	Amethyst, Sugilith, Regenbogenobsidian
Tatkraft	Feueropal, Rubin, Mookait
Tinnitus	Turmalin schwarz (»Schörl«)
Trauer	Rauchquarz, Rutilquarz, Gagat
Trunksucht	Amethyst, Sugilith
Tumor	Turmalin schwarz, Sugilith, Laserquarz, Bergkristall
Übelkeit	Bergkristall, Herkimer
Überaktivität	Chrysopras, Rosenquarz
Überheblichkeit	Schneeflockenobsidian
Unfruchtbarkeit	Chrysopras, Granat, Rubin
Unruhe	Amethyst, Rosenquarz, Ametrin, Milchquarz
Unterleib	Jaspis rot, Karneol, Achat, Schaumkoralle rot, Granat
Venen	Hämatit, Amethyst
Verbrennungen	Calcit grün, Hämatit, Prasem
Verdauung	Jaspis rot, Achat, Karneol, Turitella-Achat, Sardonyx, Sarder
Vergesslichkeit	Fluorit, Regenbogenfluorit, Azurit, Lapislazuli, Selenit
Vergiftung	Malachit, Chrysopras
Verletzung heilen	Rhodonit, Hämatit, psychisch: Rhodonit, Bergkristall, Malachit
Verspannung	Amazonit, Magnesit, Hämatit, Malachit, Halsbereich: Chrysokoll

HEILSTEIN-ABC

Beschwerden, Probleme	Empfohlene Heilsteine
Verständnis	Mondstein, Rosenquarz, Achat, Friedensachat
Verstopfung	Magnesit- und Jaspis-Wasser trinken, Turitella-Achat
Verzagen	Dalmatinerstein, Leopardenfelljaspis, Opal
Viren	Moosachat, Türkis, Rutilquarz
Vitalität	Mookait, Feueropal, Herkimer, Pyritsonne, Granat, Rubin
Wachstum körperlich	Calcit, Aragonit
Wachstum geistiges	Moldavit, Azurit, Lapislazuli, Sugilith, Fluorit, Meteorit, Tektit
Wahnvorstellungen	Sugilith, Padparadscha, Staurolith
Wahrnehmung, bessere	Sodalith, Lapislazuli, Azurit, Saphir
Warzen	Lapislazuli, Peridot, Bernstein, Türkis
Wasseradern entstrahlen	Rosenquarz, schwarzer Turmalin, Bergkristall, Baryt
Wasseransammlungen	Magnesit, Aquamarin, Howlith
Wechseljahre	Chalcedon, Mondstein
Wirbelsäule	Calcit grün, Bergkristall, Halswirbel: Calcit blau
Wunden körperlich	Rhodonit, Hämatit, Manganocalcit
Wunden seelisch	Rhodonit, Malachit (entgiftet auch seelisch), Amethyst
Wut	Amethyst, Magnesit, Howlith, Milchquarz, Rosenquarz
Zähne	Calcit, Schaumkoralle rot, Fluorit
Zahnende Kinder/Babys	Bernstein
Zahnfleisch	Bernstein, Aquamarin
Zahnschmerzen	Bernstein, Aquamarin*

ZUORDNUNG ZU KRANKHEITEN UND BESCHWERDEN

Beschwerden, Probleme	Empfohlene Heilsteine
Zerrungen	Calcit grün, Hämatit, Magnetit
Zittern	Aragonit, Muskovit, Magnesit*
Zorn	Magnesit, Amethyst, Rosenquarz, Milchquarz
Zuversicht	Dalmatinerstein, Leopardenjaspis, Citrin, Orangencalcit

Hinweis zu den Heilstein-Empfehlungen:

Die mit einem Sternchen* gekennzeichneten Steine können zur Behandlung eingesetzt werden, wenn die zuvor empfohlenen (und erwartungsgemäß besser geeigneten) Mineralien nicht zur Verfügung stehen.

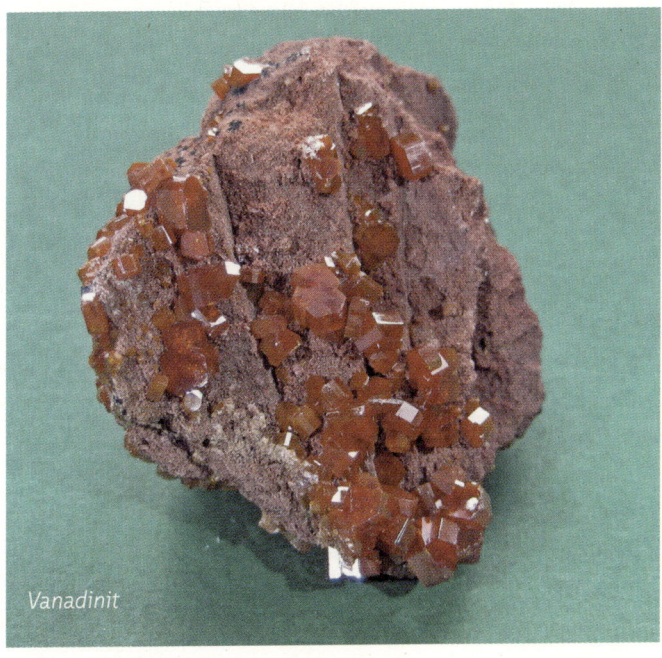

Vanadinit

Schlusswort

Dieses Buch habe ich geschrieben, damit meine jahrelangen Erfahrungen und die Informationen, die mir meine Kunden freundlicherweise zur Verfügung gestellt haben, für die Allgemeinheit zugänglich sind. Ich sehe meine Aufgabe darin, möglichst vielen Menschen zu helfen. Ich bin sehr dankbar, dass mich meine Behinderung auf diesen Weg gebracht hat. Es ist wunderbar, Menschen zu helfen und ihren Kummer zu lindern oder ihnen gar zu nehmen.

Mein Eindruck ist, dass es immer weniger Menschen gibt, auf die man sich verlassen kann. Geld und Ansehen sind meist wichtiger als zwischenmenschliche Beziehungen. Daher würde ich mich sehr freuen, wenn meine Leser sich etwas mehr um ihre Nächsten kümmern und für andere Menschen auch ab und zu ein tröstendes Wort finden würden. Besonders dankbar sollten wir denen sein, die sich um kranke, alte oder behinderte Menschen sorgen. Es ist schwer, täglich das Elend der Menschen ansehen zu müssen, und nicht jeder kann solche Erlebnisse einfach wegstecken.

Mit ein wenig mehr Freude, Fantasie und Kindlichkeit kann sich jeder den Alltag etwas erleichtern – und dabei können uns auch die Heilsteine sehr hilfreich sein.

Ich wünsche allen, die Probleme haben, krank oder behindert sind, gute Besserung und viel Glück und Zuversicht!

Glossar

Aura Strahlungsfeld, das unseren Körper umgibt; körperliche Ausstrahlung (Astralkörper).

Blockade Gestauter Energiefluss in den Nervenbahnen; geistig blockiert (festgesetzt) sein; innere Stauungen der Energien und Säfte (Hormone). Oft werden Blockaden durch Stress, Krankheit oder Schockerlebnisse verursacht.

Donut Runde Scheibe (Steinscheibe) mit einem Loch in der Mitte. Ein Donut eignet sich besonders gut, um ohne Metall (bei Metallallergien usw.) an einem Lederriemen oder Seidenband getragen zu werden.

Drittes Auge Symbolisches (magisches) Sinnesorgan, das uns mehr sehen (wahrnehmen) lässt als das normale Auge. Es befindet sich auf der Stirn, oberhalb des Nasenbeins. Mit manchen Heilsteinen, wie zum Beispiel dem Azurit, Lapislazuli, Sodalith, Saphir usw. kann das Dritte Auge geöffnet (aktiviert) werden.

Erdung Überschüssige (negative) Energie, die sich im Körper angestaut hat, wird wieder an den Boden (die Erde) abgegeben. Erdung bedeutet so viel wie bodenständig zu sein oder auf dem Teppich zu bleiben, nicht abzuheben.

Geode/Druse Hohlraum in einem Stein, zum Beispiel die Achatgeode. Handelt es sich um einen großen Hohlraum, der mit Kristallen (Mineralien) ausgekleidet ist, spricht man von einer Druse.

Härte Die Härte der Mineralien wird in 10 Härtegrade unterteilt, die sogenannte »Mohshärte«, nach dem Erfinder der mineralogischen Härteskala Friedrich Mohs. Der weichste Stein mit der Härte 1 ist der Speckstein, er lässt sich sogar mit einem Messer schnitzen. Der Bergkristall und die meisten Steine der Quarzgruppe besitzen die Härte 7. Der härteste Stein ist der Diamant mit der Härte 10.

Rohstein Unbearbeiteter, ungeschliffener Stein.

Solarplexus Auch Sonnengeflecht genannt. Bereich zwischen Bauchnabel und Herzhöhe, also der Magen-, Leber- und Zwerchfellbereich.

Trommelstein/Handschmeichler Stein, der auf bestimmte Art bearbeitet und geschliffen wurde. Ein Rohstein kommt mit vielen anderen Rohsteinen der gleichen Sorte in eine große Trommel. Danach wird Schleifpulver und Wasser hinzugefügt. Die Trommel dreht sich nun sehr lange (bis zu einer Woche), wodurch sich die Steine gegenseitig abscheuern, was durch das Schleifmittel verstärkt wird. Bei jedem Arbeitsgang, der sich bis zu fünfmal wiederholen kann, werden die Steine gesäubert und wieder mit feinerem Schleifpulver »getrommelt«, bis ein rundlicher und glatter Stein aus der »Trommel« kommt. Der Trommelstein ist auch als Handschmeichler bekannt.

Anhang

Mineralien-Shop des Autors

Mineralien Bloos
Wanderhofstraße 9 · 86971 Peiting
Website: www.mineralien-bloos.de
Telefon: 0 88 61/6 64 06

Wichtige Adressen im Netz

www.mineralienwissen.de
www.mineralogische-staatssammlung.de
www.geologieinfo.de
www.mineralienwelt.de

Register der Heilsteine

Achat 8, 12, 22, 24, 26f., 34ff., 43, 68, 142ff., 147ff.
Achat weiß 74
Achatgeode 35, 37, 144, 148, 156
Alexandrit 34, 38
Almandin 74
Amazonit 38, 143, 146, 148, 151f.
Amethyst 12f., 17, 21, 23, 26, 30, 39f., 42, 141ff.
Amethyst gebrannt 65
Amethyst grün 106
Ametrin 42f. 144ff.
Amulettstein 43
Amulettstein, australischer 43
Andenopal blau-grün 44
Andenopal grau 44
Andenopal rosa 44
Anhydrit 44
Antimonit 15, 22, 44
Apachenträne 45, 92, 141, 143, 147f.
Apatit 46
Apophyllit 46, 141, 147
Aprikosenachat 36, 46, 144, 150
Aquamarin 24, 46f., 141, 145, 147, 149, 152f.
Aragonit 48, 101, 144, 146, 148, 152f.
Atakamit 22, 48
Atlantis-Stein 86
Aventurin 12, 40, 49, 141, 143, 145, 148ff.
Aventurin grün 48f.
Aventurin rot 49
Azurit 15, 22, 24, 50f., 141ff., 147ff., 151f., 156

Azurit-Malachit 24, 51, 148
Baryt 51, 143, 152
Baumachat 52
Bergkristall 12f., 16f., 21ff., 25ff., 30, 52ff., 71, 78, 86, 89, 105, 113f., 126, 134f., 141ff.
Bernstein 13, 25, 55f., 141ff.
Beryll 24, 56, 141, 144f., 150
Beryll gelb 24
Beryll rosa 100
Biotit 57, 151
Biotitlinse 57
Blauquarz 57, 144, 151
Bleiglanz 15, 57
Bojis® (→ Pop Rocks) 22, 57, 97ff., 106, 141ff.
Botswana-Achat 58

Boulder-Opal 102
Brasilianit 58, 149
Breckzienjaspis 80
Bronzit 58
Buntjaspis 59
Buntkupfer 22, 59
Buntkupferkies 59

Calcit 12, 60, 101, 103, 146, 148, 152
Calcit blau 59, 144 f., 152
Calcit grün 29, 59, 141, 144 ff.
Chalcedon 26, 61, 141, 142 ff., 148 ff.
Chalcedon blau 60 f.
Chalcedon rosa 62
Charoit 62
Chiastolith 62, 141, 144
China-Jade 62, 142, 148
Chrysoberyll 63
Chrysokoll 63
Chrysopras 64 f., 141 ff.
Chytha 65
Citrin 12, 23, 26, 42, 65 f., 130, 141 ff., 146 ff.
Citrinocalcit 67
Coelestin 67, 144
Cordierit 78
Cyanit 67

Dalmatinerstein 68, 143, 152 f.
Dendritenachat 68
Dendritenquarz 68
Diamant 68, 78, 143 f., 146, 149 f., 157
Diopsid 68
Dioptas 22 f., 69, 150
Disthen 67
Dolomit 144
Dolomit rosa 69
Donnerei 43
Doppelspat 69, 148
Dumortierit 70, 144, 146, 150

Edeltopas 129
Eisenblüte 48
Eisenkiesel 70
Eisenmeteorit 92
Eldarit 70, 143, 145

Elestial 71
Epidot 136

Falkenauge 15, 70, 141, 150
Fensterquarz 71
Feuerachat 72
Feueropal 72, 102, 141 f., 146, 151 f.
Feuerstein 72
Flint 72
Fluorit 73, 141 ff., 147, 151 f.
Friedensachat 36, 74, 141, 148
Fuchsit 74

Gagat 13, 74, 147, 149, 151
Galenit 57
Gipsrose 119
Goldtopas 23, 129 f.
Granat 13, 19 f., 23, 74 ff., 141 ff., 150 f.
Grauspießglanz 15, 44
Grünquarz 76

Hämatit 17, 26, 76, 127, 141 ff., 145 ff.
Halit 122
Heliotrop 12, 77, 142, 144 ff.
Herkimer 23, 54, 78, 142, 144 ff., 149 ff.
Holzstein 137
Honigcalcit 67, 152
Howlith 27, 78, 143
Hyazinth 139

Indigolith 132
Iolith 78
Imperialtopas 129, 142, 146

Jade 79, 142, 145, 148
Jadeit 79
Jaspis rot 80 f., 89, 141 ff., 147, 149, 151
Jet 74

Kabamba-Jaspis 70
Karneol 12, 81 f., 142 ff., 148, 151
Katzenauge 15, 82, 127

Katzengold 107
Koralle rot 116 f.
Kreuzstein 62, 122
Kunzit 82
Kupfer 22, 83, 143, 145, 147, 149 f.
Kupfermineral 50, 90

Labradorit 83 f., 141, 143, 147 f.
Lamellenobsidian 84
Landschaftsjaspis 84, 143, 148
Lapislazuli 26, 85 f., 141 ff., 147, 149 ff., 156
Larimar 86, 144 f., 151
Laserquarz 54, 86 f., 148, 151
Lasurit 85
Lavendelquarz 87, 144
Leopardenfelljaspis 87, 152
Lepidolith 88, 143

Magnesit 21, 27, 88 f., 142 f., 146, 148 f., 152 f.
Magnetit 22, 89, 142 f., 153
Mahagoniobsidian 89
Malachit 15, 22, 24, 51, 59, 79, 90 f., 141 ff., 145 ff.,
Manganocalcit 60, 91, 145, 148, 152
Markasit 22, 91
Marmor weiß 92
Meteorit 7, 92, 143, 152
Milchquarz 92, 141 ff., 145 ff.
Moldavit 7, 93, 142, 145, 147, 152
Mondstein 93 f., 141, 143 ff., 148 ff., 152
Moosopal 103
Mookait 95, 141, 143, 146 f., 151 f.
Moosachat 149, 152
Moosachat grün 96
Moosachat rosa 97

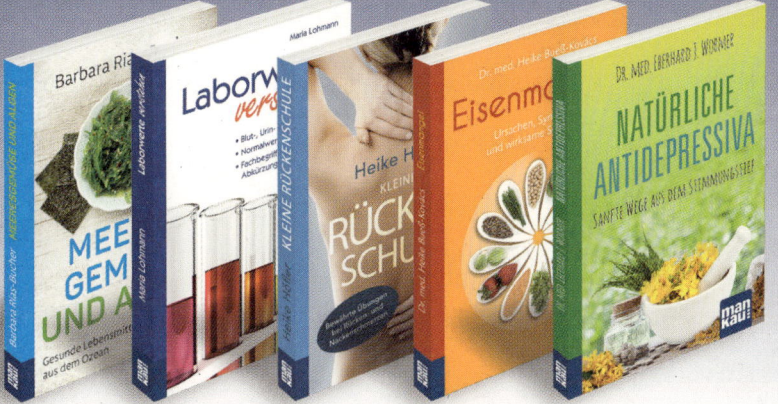

Auswahl aus unserer Kompakt-Reihe:

Baur/Thurner: **Die besten Pilates-Übungen**
ISBN 978-3-86374-272-0

Bloos: **Heilsteine**
ISBN 978-3-86374-311-6

Bueß-Kovács: **Eisenmangel**
ISBN 978-3-86374-290-4

Donhauser: **Vegan kompakt**
ISBN 978-3-86374-252-2

Frohn: **Das kleine Buch der Hausmittel**
ISBN 978-3-86374-264-5

Hätscher-Rosenbauer: **Kleine Augenschule**
ISBN 978-3-86374-314-7

Harnisch: **Moringa oleifera**
ISBN 978-3-86374-193-8

Höfler: **Energiequelle Beckenboden**
ISBN 978-3-86374-420-5

Höfler: **Kleine Rückenschule**
ISBN 978-3-86374-329-1

Li/Klitzner: **Heiltees**
ISBN 978-3-86374-184-6

Lohmann: **Laborwerte verstehen**
ISBN 978-3-86374-158-7

Merz: **Rauhnächte**
ISBN 978-3-86374-416-8

Neumayer: **Heilen mit Zahlen**
ISBN 978-3-86374-208-9

Neumayer: **Multitalent Zink**
ISBN 978-3-86374-317-8

Reik: **Sicher als Frau**
ISBN 978-3-86374-299-7

Reik: **Tai Chi für zwischendurch**
ISBN 978-3-86374-377-2

Reim: **Faszien**
ISBN 978-3-86374-287-4

Reim: **Taping**
ISBN 978-3-86374-361-1

Reim: **Thera-Band**
ISBN 978-3-86374-426-7

Rias-Bucher: **Garten-Smoothies**
ISBN 978-3-86374-199-0

Rias-Bucher: **Keimlinge und Sprossen**
ISBN 978-3-86374-364-2

Rias-Bucher: **Smoothies für Körper, Geist und Seele**
ISBN 978-3-86374-164-8

Röcker: **Heilen mit Bachblüten**
ISBN 978-3-86374-161-7

Schwinghammer: **Knigge kompakt**
ISBN 978-3-86374-258-4

Sommer: **Sven Sommers Homöopathische Haus- und Reiseapotheke**
ISBN 978-3-86374-010-8

Spitz/Grant: **Vitamin D**
ISBN 978-3-86374-178-5

Straubinger: **Säure-Basen-Balance**
ISBN 978-3-86374-255-3

Winter: **Abnehmen ist leichter als Zunehmen**
ISBN 978-3-86374-126-6

Wolffskeel: **Die 12 Salze des Lebens**
ISBN 978-3-86374-129-7

Wormer: **Bluthochdruck**
ISBN 978-3-86374-380-2

Wormer: **Diabetes**
ISBN 978-3-86374-383-3

Wormer: **Fibromyalgie**
ISBN 978-3-86374-211-9

Wormer: **Hashimoto**
ISBN 978-3-86374-175-4

Wormer: **Natürliche Antidepressiva**
ISBN 978-3-86374-423-6

Wormer: **Tinnitus**
ISBN 978-3-86374-275-1

**Alles auf einen Blick:
www.gesundheit-kompakt.info**

Unsere Bücher erhalten Sie bei Ihrem Buchhändler! Besuchen Sie auch unsere Internetseite mit Bestellmöglichkeit, Internetforum, Leseproben, Veranstaltungstipps und Newsletter: **www.mankau-verlag.de**

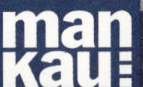

REGISTER DER HEILSTEINE

Moqui Marbles 57, 97 ff., 141 f., 144, 150
Morganit 100
Muskovit 100, 153

Nephrit 100, 142, 144, 148
Nickeleisenmeteorit 92
Nuumit 100, 143, 147

Olivin 104
Obsidian 13, 149
Obsidian schwarz 101
Onyx 26, 142, 146, 148, 150
Onyx schwarz 101
Onyx-Marmor 101
Opal 13, 102, 144, 146, 152
Opalit 103
Orangencalcit 103, 142 f., 146, 150, 153

Padparadscha 104, 144, 152
Paua-Muschel 104, 148
Peridot 104, 141, 143, 145, 148, 150, 152
Perlen 104, 145
Perlmutt 104, 145
Petalit 105
Phantomquarz 105
Polychromjaspis 105
Popjaspis 106
Pop Rocks (→ Bojis®) 97 f., 106, 141, 144
Prasem 106, 151
Prasiolith 106
Prehnit 106
Pyrit 15, 22, 85, 98, 107, 143
Pyritsonne 20, 22, 107, 143, 147, 149 f., 152
Pyrop 74

Rauchobsidian 45
Rauchquarz 108, 113 f., 142, 145, 149, 151
Regenbogenfluorit 108, 151
Regenbogenobsidian 109, 151

Rhodochrosit 109, 140, 146 f., 155
Rhodonit 109, 141, 145 f., 148 ff., 152
Rhyolith 109, 150
Rosenquarz 12, 19, 21, 30, 40, 110 f., 134, 141 ff.
Rubin 19 f., 23, 112 f., 124, 139, 141 ff., 146 ff.
Rubellit 133
Rutilquarz 113 f., 141 ff., 145 ff.

Sandrose 119
Saphir 115, 141 ff., 148 ff., 156
Saphir gelb 104
Sarder 116, 142, 147, 151
Sardonyx 116, 142, 150 f.
Schalenblende 22, 116, 149
Schaumkoralle rot 116 f., 144, 151 f.
Schneeflockenobsidian 118, 142 ff., 146, 149, 151
Schneequarz 92
Schörl 31, 73, 110 f., 134, 142, 148, 151
Süßwasserperlen 104
Schungit 119
Schwefel 15, 22, 119
Seeopal 104
Selenit 119, 144, 151
Serpentin 62
Silberobsidian 119
Skapolith 120
Skelettquarz 71
Smaragd 120 f., 141, 144 f., 147, 150
Sodalith 121, 142 f., 145, 147, 149 f., 152, 156
Sonnenstein 122
Speckstein 122, 145, 157
Spektrolith 83
Spinell 122, 147, 150
Staurolith 122, 152
Steinsalz 122 f.
Sterndiopsid 124

Sternrubin 124
Sternsaphir 124
Sugilith 125 f., 141, 143, 146 ff., 151 f.

Talk 122
Tansanit 126, 146
Tektit 7, 13, 126, 149, 152
Thulit 127
Tigerauge 12, 15, 127, 143 f., 147
Tigerauge rot 82
Tigereisen 15, 127 f., 141, 143, 147
Titanit 128
Topas 128, 147, 150
Topas blau 129, 146, 150
Topas Imperial 129
Turitella-Achat 130, 142, 151 f.
Türkis 16, 22, 27, 130 f., 141, 145 f., 152
Turmalin 132, 141, 146 f., 148
Turmalin blau 132
Turmalin grün 133
Turmalin rosa-rot 133
Turmalin schwarz 31, 73, 110 f., 134, 142 f., 146, 148 f., 150 f., 152
Turmalinquarz 135, 141, 144, 147 f.

Ulexit 136
Unakit 136, 143, 147

Vanadinit 15, 22, 137
Variscit 137
Verdelith 133
Versteinertes Holz 30, 137, 143, 149

Wassermelonenturmalin 138, 142, 146 f.
Wassersaphir 78
Wüstenrose 119

Zirkon 139
Zitronenchrysopras 139, 150
Zoisit 139
Zoisit mit Rubin 139